医学研究生学位论文规范撰写指南

张林峰　黑飞龙　主编

化学工业出版社

·北京·

内容简介

本书从规范医学研究生学位论文撰写出发,对研究生学位论文撰写的要求和常见问题进行归纳汇总及示例。全书共两篇,第一篇内容为学位论文基本要求概述,包括学位论文撰写的基本要求、写作步骤、评阅及答辩、归档及检索、学术道德规范、医学伦理规范、格式规范、语言文字规范、表格和插图规范以及注释和引文规范;第二篇内容为学位论文各部分的撰写要求及常见问题,包括论文首页、目录、中文摘要、英文摘要、关键词、引言、材料与方法、结果、讨论、结论、参考文献、文献综述。

本书适合医学高等院校各专业研究生使用,也可供教学管理部门和教师查阅、参考。

图书在版编目（CIP）数据

医学研究生学位论文规范撰写指南/张林峰,黑飞龙
主编.—北京:化学工业出版社,2021.7
ISBN 978-7-122-38895-7

Ⅰ.①医… Ⅱ.①张…②黑… Ⅲ.①医学-硕士学位
论文-写作-指南 Ⅳ.①R-62

中国版本图书馆 CIP 数据核字（2021）第 063341 号

责任编辑:邱飞婵　　　　　　　　　　　　　装帧设计:关　飞
责任校对:刘　颖

出版发行:化学工业出版社（北京市东城区青年湖南街 13 号　邮政编码 100011）
印　　装:三河市延风印装有限公司
710mm×1000mm　1/16　印张 7¾　字数 130 千字　2021 年 6 月北京第 1 版第 1 次印刷

购书咨询:010-64518888　　　　　　　　　售后服务:010-64518899
网　　址:http://www.cip.com.cn
凡购买本书,如有缺损质量问题,本社销售中心负责调换。

定　　价:49.80 元

编写人员名单

主　　编	张林峰	黑飞龙		
编　　者	马　宁	马华崇	王　强	王　馨
	王增武	邓　莹	刘　朋	刘志敏
	李　响	李　莹	李　康	杨伟宪
	张　迪	张伟丽	张林峰	陈纪春
	赵连成	郭宏伟	唐　闽	梁立荣
	景　行	鲁向锋	黑飞龙	
学术秘书	邵　澜	田　野		

前言

　　研究生学位论文是研究生为获得学位在教师指导下撰写的论文，是研究生教育和科研工作成果的集中体现，是研究生申请学位的重要依据，其质量是衡量研究生学习和教育质量的重要标准之一。同时研究生学位论文作为记录科研成果的重要文献，还会被学校图书馆、国家图书馆等长期保存并被一些数据库收录，供同行学者和后继研究者查阅和参考。因此，要求学位论文的撰写和报告必须完整、准确、真实，符合学术规范。为了提高研究生培养的质量，教育部学位管理与研究生教育司自 2000 年开始即对博士学位论文开展质量抽查工作，聘请专家对所抽查论文进行评价，抽查评估结果向各高校公布。2014 年国务院学位委员会、教育部《关于加强学位与研究生教育质量保证和监督体系建设的意见》明确提出要开展博士、硕士研究生论文抽检工作，并联合发布了《博士硕士学位论文抽检办法》（学位〔2014〕5号），规定学位论文抽检每年进行一次。2020 年 9 月教育部、国家发展改革委、财政部联合发布的《关于加快新时代研究生教育改革发展的意见》（教研〔2020〕9 号）提出"扩大学位论文抽检比例，提升抽检科学化、精细化水平"，"将学位论文作假行为作为信用记录，纳入全国信用信息共享平台"。这些都充分体现了国家对研究生学位论文质量的重视。

　　对 2015 年教育部组织抽检不合格的学位论文的专家评阅意见的分析表明，尽管抽检中发现的一些问题与研究的选题和设计有关，但很多的问题与论文的撰写有关，如"文不对题""概念界定不清晰""论述不严谨、不充分、推理不严密""研究重点不突出""格式不规范""语言不规范""引证不规范"等。我们在指导研究生学位论文撰写的过程中也发现许多问题与论文的撰写有关，比如错别字、中英文标点符号混用、文献引用格式不规范、单位漏用错用、统计术语和符号运用不规范等问题，甚至出现一些因引用不规范而导致的抄袭问题。指导老师为纠正这些由于撰写不规范而带来的低级错误花费了大量的时间和心血。

为了使研究生在学位论文的写作之初即对论文的写作要求和可能出现的问题有所了解，提高论文撰写的规范性和撰写质量，我们组织编写了这本《医学研究生学位论文规范撰写指南》（以下简称《指南》）。《指南》以指导北京协和医学院研究生进行学位论文撰写为出发点，对论文撰写的要求和常见问题进行归纳汇总及示例。《指南》的编写力求简明、实用，希望能够为研究生进行论文撰写提供一些帮助，也为兄弟院校相关指南的编写提供一些借鉴。还没有开始论文撰写的同学可以在开始准备论文写作前进行阅读，掌握进行论文写作时需要注意的事项。对于正在写作或者已经完成论文的同学，可以阅读对照该指南，对自己论文中的事项细节进行核对纠正。

《指南》在编写过程中得到了北京协和医学院院校教育部门领导、老一辈专家和众多一线骨干教师的指导和支持，并获得了北京协和医学院校级研究生教育教学改革项目（2019E—JG109）的资金支持，同时我们在编写过程中参考了大量的图书、文章、讲义和课件，在此表示诚挚的感谢。由于是初次编写此类指南，加之时间仓促和水平所限，不足之处还希望各位读者和广大同仁批评指正。反馈意见可发至邮箱 zlfnccd@sina.com.cn。

编　者

2021 年 2 月

目录

附录 / 080

参考文献 / 116

第一篇

学位论文基本要求概述

1
基本要求

科研论文是研究者记录和描述学术研究成果、分享研究发现、进行学术交流的重要手段。学位论文是学位申请者为申请学位在导师的指导下撰写的学术论文。国家质量监督检验检疫总局和国家标准化管理委员会 2006 年 12 月 5 日发布的《学位论文编写规则》（GB/T 7713.1—2006）中对学位论文的定义是：学位论文是作者提交的用于其获得学位的文献。其中对硕士论文的要求是：硕士论文表明作者在本门学科上掌握了坚实的理论和系统的专门知识，并对所研究课题有新的见解，并具有从事科学研究工作或独立承担专门技术工作的能力；对博士论文的要求是：博士论文表明作者在本门学科上掌握了坚实宽广的基础理论和系统深入的专门知识，在科学和专门技术上做出了创造性的成果，并具有独立从事创新科学研究工作或独立承担专门技术开发工作的能力。

根据《北京协和医学院研究生培养方案总则》（2018），北京协和医学院对不同专业和不同培养层次的研究生的学位论文制定了不同的要求（表 1-1-1）。

表 1-1-1　北京协和医学院对不同专业和不同培养层次研究生的学位论文的要求

学位类型	内容要求	字数要求
学术学位硕士研究生	①能体现研究生掌握和运用所学知识,掌握本研究课题的研究方法和技能;②对论文所涉及的各个问题,应具有坚实的基础理论和专业知识;③论文基本论点、结论应在学术或国民经济建设上有理论意义和实用价值;④有所创新,具有从事科研工作和独立担负专门技术工作的能力;⑤硕士学位论文应达到本专业国内核心学术刊物可接受并发表的水平	3 万字
学术学位博士研究生和直接攻读学术学位博士研究生	①应反映博士生在本学科掌握坚实宽广的基础理论和系统深入的专门知识;②应反映博士生理论联系实际,运用所学知识提出问题、分析和解决问题的能力;③应在科学或专门技术上做出创新性成果;④应在学术或国民经济建设上有理论意义和实用价值;⑤博士学位论文应是系统完整的学术论文,达到 SCI 学术刊物可以接受并发表的水平;或被使用部门采用,有较好的经济和社会效益;⑥博士学位论文要有学位论文综述	5 万字

学位类型	内容要求	字数要求
药学专业学位硕士研究生	①学位论文类型可以是专题研究、典型案例分析、技改方案等；②学位论文应能体现研究生综合运用科学理论和方法解决实际问题的能力；③对论文所涉及的各个问题，应具有较强的基础理论和专业知识；④学位论文应达到本专业公开学术刊物可接受并发表的水平	1.5万字
公共卫生专业学位硕士研究生	①学位论文的形式可以是一篇质量较高的现场调查报告，也可以是针对某一公共卫生问题提出科学合理的卫生政策分析报告，或其他解决公共卫生实际问题的研究论文；论文结果应对公共卫生工作具有一定的实际参考价值；②学位论文应能体现研究生综合运用科学理论和方法解决实际问题的能力；③对论文所涉及的各个问题，应具有较强的基础理论和专业知识；④学位论文应达到本专业公开学术刊物可接受并发表的水平	1.5万字
护理专业学位硕士研究生	①学位论文必须紧密结合临床实际，以总结临床实践经验为主，要求具有科学性和一定的临床参考价值或应用前景；②学位论文可以是结合临床的研究论文，也可以是病例分析加文献综述；③学位论文表明研究生已经掌握临床科学研究的基本方法；④学位论文应达到本专业核心期刊可接受并发表的水平	1万字
临床医学专业学位硕士研究生	①学位论文必须紧密结合临床实际，以总结临床实践经验为主，要求具有科学性和一定的临床参考价值或应用前景；②学位论文形式由研究报告与文献综述两部分组成，研究报告可以为病例分析报告、临床研究或荟萃分析等形式；③学位论文应符合学术规范要求	1万字
临床医学专业学位博士研究生	①能体现研究生掌握和运用所学知识，掌握本研究课题的研究方法和技能；②对论文所涉及的各个问题，应具有坚实的基础理论和专业知识；③论文可以是总结临床经验或改进临床技术，也可以是临床和实验研究相结合的研究工作，论文基本论点、结论应在临床上有理论意义和实用价值；④应表明研究生具有运用所学知识解决临床实际问题和从事临床科学研究的能力	—

由上述要求可以看出，无论是硕士学位论文还是博士学位论文，都强调其创新性，硕士学位论文要求对所研究课题有新的见解，博士学位论文则要求有创造性的成果，可以说创新性是学位论文的灵魂。要实现学位论文的创新性，选题是关键，要选择具有重大理论意义或现实价值的课题。在选题确定之后，则需要运用基础理论和专门知识进行科学实施，而最终的结果则需要通过良好的写作进行呈现。学位论文作为一种科技论文，具有很强的专业性，不同于一般通俗文章，但应让同行及相关学科人员能够读懂，因而在写作时不仅要注意其内容的科学性，在形式上还应符合一定的学术规范。一般

来说，学位论文的科学性主要体现在以下几方面：首先，论文的立论要科学、客观，不能带有个人偏见；其次，论文的证据要翔实、准确，符合客观实际；最后，论文的论证过程要符合逻辑，思路清晰、概念准确、表达清楚、层次分明、结构严谨、重点突出。学位论文写作过程中要遵从的学术规范主要有格式规范、语言文字规范、学术道德规范、伦理规范和引证规范等。学位论文的编写还应符合国家和学位授予机构的有关要求。

2
写作步骤

无论是硕士学位论文还是博士学位论文，其撰写都是建立在作者对实验结果、调查资料、临床病例的分析和总结基础之上的，作者在完成了选题、材料收集、整理等工作之后，就进入了论文的写作阶段。学位论文的写作和其他论文一样，都要经过设计论文结构、形成初稿、修改定稿等几个阶段。

2.1 设计论文结构

论文结构就是论文的整体架构。学位论文的写作不仅要注意结构的完整性，还要注意内容的条理性。《学位论文编写规则》（GB/T 7713.1—2006）对于学位论文结构有明确的要求（见附录 D）。不同的高校和研究机构对学位论文还有一些具体的要求，为了规范论文的格式，北京协和医学院制订了《北京协和医学院博士、硕士学位论文规范》（见附录 E），可以到北京协和医学院研究生院网站的下载栏目下载，也可以参考新近毕业学生的论文，但要注意这些论文可能存在一些问题，并不一定符合规范的要求。从内容上来说，一篇学位论文应当有一个完整的主题，以提出问题为基础，以解决问题为核心，整篇论文围绕研究问题形成一个逻辑严密的整体，要避免把论文写成几个部分之间既没有直接联系、又没有构成逻辑整体的论文集式论文。

2.2 形成初稿

在确定了论文结构之后，再着手完善论文的内容。一般的顺序是先撰写论文的正文（引言、材料与方法、结果、讨论、结论），再整理参考文献、撰写中英文摘要、添加关键词、添加附录、制作论文目录和封面。正文是论文撰写的重点。在正式撰写论文正文之前需要先拟订提纲。提纲有助于作者理清思路、合理布局、科学地安排好段落和层次。在正式撰写论文正文之前应该将提纲交给导师审阅，确立论文的主题和方向。

2.3 修改定稿

　　修改是保证论文质量的一个非常重要的环节。论文初稿完成之后，为了保证论文的严谨性和准确性，要对论文进行反复的修改。修改包括两方面，一是对内容的修改，二是对格式的修改。内容的修改主要是对论文观点的修正、材料的增减、逻辑关系的调整，确保观点正确、层次分明、条理清晰、结构严谨；其次还要对语言和修辞进行润色加工，做到语言流畅、简洁明确、通俗易懂。格式的修改主要是根据相关的规范和要求，对论文的整体布局、页面、字体、字号、章节编号、图表编号、图表格式、参考文献著录格式等统一标准化。论文的修改首先应进行自我检查和修改，在此基础上再根据导师和其他读者的意见进行进一步修改。在所有的修改完成之后，就可以定稿进行打印和装订。

3

评阅及答辩

3.1 学位论文评阅

学位论文完成后，需先通过评阅，才能申请论文答辩。评阅的目的是通过阅读毕业论文，判断申请者是否达到了所申请学位应具备的学术水平。学位论文的评阅由论文相关专业研究生导师或其他具高级职称的专家完成。评阅人应当对学位论文写出详细的学术评语，明确是否符合学位论文要求并同意答辩。若学位申请人在论文评阅后被认为未达到相应的学术水平，则必须修改论文后再次申请评阅。

《北京协和医学院研究生培养方案总则》（2018 年）规定：硕士研究生学位论文需聘请与论文有关学科的高级职称专家 3 人进行论文评阅，其中硕士生导师至少 2 人，外单位专家至少 1 人。博士研究生学位论文需聘请正教授（或相当职称）专家 7 人进行论文评阅，论文评阅人必须是正教授职称，其中博士生导师不少于 5 人，外单位专家不少于 4 人，外单位博士生导师不少于 3 人。评阅人应当对论文写出详细的学术评语。论文评阅实行一票否决制度，经评阅未能通过的论文，应当在导师指导下参照评阅人的意见进行修改，并须再经同一评阅人评阅通过后方可申请答辩。

为了保证学位论文评审结果的客观性和公正性，保证和提高博士学位论文质量，自 2012 年 9 月 1 日起，北京协和医学院对博士学位论文实行部分同行专家"双盲"评议。即将一部分研究生的学位论文集中送到校外，把研究生和其导师姓名隐去，请有关专家对其进行评审。"双盲"评议制度可以使论文作者、导师的信息与评阅专家的信息相互回避，从而避免了主观因素的干扰。《北京协和医学院研究生学位论文抽检评议结果处理办法（试行）》（2019）规定，"双盲"评议实行一票否决制，即一名专家有异议，不能进行答辩或按期修改后答辩。关于"双盲"评议的详细规定可以查看学校的相关通知和文件。

3.2　学位论文答辩

学位论文答辩是学位申请者获得学位必须经历的一个环节。《中华人民共和国学位条例》规定：学位授予单位，应当设立学位评定委员会，并组织有关学科的学位论文答辩委员会；学位论文答辩委员会负责审查硕士和博士学位论文、组织答辩，就是否授予硕士学位或博士学位作出决议；决议以不记名投票方式，经全体成员三分之二以上通过，报学位评定委员会；学位授予单位，在学位评定委员会作出授予学位的决议后，发给学位获得者相应的学位证书。

为了使学位申请者熟悉答辩的流程、帮助其发现并解决学位论文答辩中可能遇到的问题，相关课题组或科室会在正式答辩前举行预答辩。北京协和医学院规定每个学位申请者必须通过预答辩才能参加正式答辩。学位申请者对于预答辩也应该给予足够重视，认真准备，以便能够顺利通过正式答辩。

学位论文答辩通常以公开答辩的方式进行。答辩人需在答辩会议中陈述学位论文的内容并回答答辩委员会成员的提问。关于答辩委员会委员的组成，《北京协和医学院研究生培养方案总则》（2018年）规定：学术学位硕士研究生学位论文答辩委员会由高级职称专家5人组成，其中硕士生导师至少2人，外单位专家至少1人。学术学位博士研究生学位论文答辩委员会由正教授（或相当职称）专家5～7人组成，其中博士生导师不少于4人，外单位博士生导师不少于2人。

此外，北京协和医学院还要求对研究生学位论文进行相似性检测，只有通过相似性检测方可进行论文答辩。学位申请者在撰写论文时应对论文评审和答辩的要求和时限有所了解，以便合理地进行时间规划。

4

归档及检索

4.1 学位论文归档

学位论文归档是学位授予中的重要工作，学位论文作为科技档案资料将被永久保存。学位论文在通过答辩后，可以依照答辩委员会和导师的要求进行修改完善，学位论文申请人也可进行有助于提升论文质量的修改。修改完善后在规定的时间内提交给档案管理部门进行归档保存。北京协和医学院规定，在论文答辩通过后，学位获得者在向研究生院提交学位论文印刷本的同时，还必须通过北京协和医学院学位论文管理系统（网址：http://dissertation.imicams.ac.cn/index.action）向校图书馆提交一份与印刷本一致的电子版学位论文，论文需在一周内向校图书馆提交，并打印《论文回执单》；保密论文暂不在提交之列。论文归档的详细步骤，可以参见北京协和医学院研究生院网站的有关通知。归档的学位论文电子版、书面版将用于国家、学校等各层次的抽检和审查。学位论文还会被一些数据库收录，以供相关人员进行检索和查阅。

4.2 学位论文检索

学位论文除了可以通过学校图书馆和自建的数据库进行查阅外，还可以通过中国国家图书馆、中国科技信息研究所、中国社会科学院文献情报中心等机构及其建立的数据库进行检索和下载。目前使用较多的学位论文全文数据库有《中国学位论文全文数据库》《中国博士学位论文全文数据库》和《中国优秀博硕士学位论文全文数据库》。《中国学位论文全文数据库》的资源由中国科技信息研究所提供，委托万方数据加工建库，可以通过万方数据的网站（www.wanfangdata.com.cn）进行检索和下载。《中国学位论文全文数据库》收录了自1980年以来我国自然科学领域各高等院校、研究生院及研究所的硕士和博士学位论文全文以及博士后报告，每年增加约 30 万篇。《中国博士学位论文全文数据库》和《中国优秀博硕士学位论文全文数据库》由《中国学术期刊（光盘版）》电子杂志社有限公司编辑出版，可以通过中国知网（www.cnki.net）进行检索和下载。《中国博士学位论文全文数据库》和《中国优秀博硕士学位论文全文数据库》收录了从 1984 年至今全国 474 家培养单位的博士学位论文和 760 家硕士培养单位的优秀硕士学位论文，覆盖基础科学、工程技术、农业、医学、哲学、人文、社会科学等各个领域。

5
学术道德规范

　　学术道德一直是学术界比较关注的问题。学术道德是指在学术界约定俗成并得到学者认同和共同遵守的道德观念和价值取向，包括对待学术事业的态度、学术责任等。学术道德规范是科学研究的基本伦理规范，是社会道德的重要方面。学位论文的写作和其他科技论文的写作一样，必须遵守学术道德规范，要避免因学术失范而影响自己的学业与未来前程。具体到学位论文的写作来说，遵守学术道德规范主要注意以下方面。

5.1　遵守国家相关法律法规，不侵犯他人知识产权

　　在学位论文撰写过程中要严格遵守《中华人民共和国科学技术进步法》《中华人民共和国著作权法》《中华人民共和国专利法》、中国科协颁布的《科技工作者科学道德规范（试行）》等国家相关的法律、法规以及教育部社会科学委员会《高等学校哲学社会科学研究学术规范（试行）》和中华人民共和国新闻出版行业标准《学术出版规范　期刊学术不端行为界定》（CY/T 174—2019）的要求，不得抄袭、剽窃他人学术观点和学术成果，不能侵犯他人知识产权。

5.2　正确合理地引用他人成果

　　学位论文的写作就其本质而言就是用论文的形式来表达自己的学术创新过程。学位论文的创新是建立在前人研究基础上的，是对前人研究结果的分析、批判、继承和发展，少不了引用他人的成果和观点，这种引用应该遵守必要的引证规范，避免剽窃和抄袭。引文应以原始文献和第一手资料为原则；引用他人成果时应注明出处，注意不要过度引用，不得以引用的方式将他人成果作为自己学术成果的主要部分或实质部分；引用文献要客观，如实反映作者观点，不得篡改他人的学术观点、学术思想、实验数据和调查结

果，不能断章取义地引用他人成果。

对于刚步入学术研究领域的研究生而言，在学位论文撰写过程中正确地引用他人的研究成果，准确把握剽窃和合理引用之间的界限非常重要。为了防止学术不端行为，目前很多高校采用软件系统对研究生学位论文进行检测。根据《关于做好 2019 年研究生学位论文相似度检测工作的通知》（医科研发〔2019〕91 号）的规定，北京协和医学院目前采用"中国同方知网TMLC 论文检测系统"来对研究生的学位论文进行文本复制比检测，全文去除引用文献复制比小于等于 10％的，方可进行论文答辩；全文去除引用文献复制比大于 10％的，经所院组织专家鉴定，在认为不存在涉嫌学术不端行为的前提下，可修改论文后再次提交检测，检测通过者方可进入论文答辩程序；属于学术不端行为的，按院校关于学术不端行为处理规则进行处理；逾期未参加或未按要求进行相似度检测的研究生学位论文，不得参加正式答辩。

5.3　坚持严谨缜密的作风和诚实守信的原则

严谨缜密是科研活动中重要的道德责任要求，是一个科研工作者基本素质的体现；诚实守信则是科研伦理的核心。研究的数据采集、记录、分析、解释、共享和贮存以及成果的公开和评价等，都必须坚持诚实守信的原则。否则，科学目标和追求、彼此信任、合作交流、社会支持等科研活动的基础都将不复存在。学位论文也是如此，在学位论文的撰写过程中不得编造研究过程、捏造数据或结果，破坏原始数据的完整性；或拼凑、篡改科学研究实验数据、结论；或故意做出错误的陈述。

6

医学伦理规范

医学研究多以人和动物为研究对象，不仅以人为研究对象的研究涉及医德及伦理学问题，在使用动物作为研究对象时，我们也应当考虑动物的利益，遵从动物实验的伦理要求。按照《赫尔辛基宣言》的要求，作者对于研究成果的出版和发布具有伦理义务，其报告应遵守被广泛认可的伦理指南。具体到学位论文的写作，作者应该注意以下问题。

6.1 研究方案的伦理审查

凡涉及人体的临床试验和部分动物实验论文，研究方案原则上需经伦理委员会审查。伦理委员会是由医学专业人员、法律专家及其他非医务人员组成的独立组织，其职责在于通过对研究方案及其附件的审查，确保受试者的安全、健康和权益受到保护。伦理委员会审查已成为一些研究尤其是临床研究不可或缺的重要组成部分。作者在撰写学位论文时应提供伦理审查的信息。

6.2 以人为对象的研究，要注意研究对象的隐私保护

未经同意，不得侵犯患者（受试者）的隐私，如果确因科学目的需要，必须获得患者（或其父母或监护人）知情同意。除非必要，否则在论文中作者须采取措施以保护研究受试者的隐私，论文中不得涉及患者姓名、住院号等个人身份信息。对于使用可识别身份的人体材料或数据进行的医学研究，在论文中尽量对能识别患者身份的部位（特别是脸部）进行遮挡。在使用人像照片时要注意患者的肖像权并坚持保密原则；如患者不同意让读者或他人认出自己时，必须进行面部或眼睛的遮掩；涉及病人隐私的，要慎重选择照片。同时也应注意决不可为了达到匿名的目的而篡改或伪造病人的资料。

6.3 以实验动物为对象的研究，要善待动物

应当充分考虑动物的利益，合理饲喂，最大限度地减少动物所受的应激、痛苦和伤害，尊重动物的生命，采取痛苦最少的方法处置动物，不得虐待实验动物；实验过程中要采取有效措施保证从业人员的安全；动物实验方法和目的要符合人类的道德伦理标准和国际惯例。

7

格式规范

　　学位论文的格式规范是指学位论文要按照一定的规格、格式来安排各个部分。学位论文除了用于研究者申请学位外，学校图书馆、国家图书馆以及一些数据库还作为学术资料长期保存，供同行学者和研究者进行查阅和参考，因而，对其格式有严格的要求。《学位论文编写规则》（GB/T 7713.1—2006）对学位论文的格式进行了专门的规定，其后的附件还对学位论文的结构、封面、题名页、摘要、目次页、正文、参考文献表的编排格式进行了示例（详细内容参见附录 D）。在符合国家关于学位论文编写规范要求的基础上，一些学位授予机构还制定了自己的一些具体要求。

7.1　学位论文的组成部分

　　根据《北京协和医学院博士、硕士学位论文规范》（2008）的要求和既往的论文编写惯例，学位论文由前置部分、主体部分、参考文献、附录和结尾 5 个部分组成，在参考文献之后还可插入文献综述。前置部分包括封面、题名页、目录（目次页）、中文摘要和关键词、英文摘要和关键词，如果论文中图表较多，可以在目录页之后插入图和附表清单，图的清单应有序号、图题和页码，表的清单应有序号、表题和页码；若采用的非通用符号、标志、缩略词、首字母缩写、计量单位、名词、术语等数量较多，在图表清单之后还可插入注释表，以方便读者了解。主体部分包括引言、正文和结论。结论之后是参考文献。在参考文献之前还可加入注释，也可采用脚注的形式，逐一注明本文引用或参考、借用的资料数据出处及他人的研究成果和观点，但注释在学位论文中并不常见。结尾部分，包括作者的致谢、学位论文原创性声明和使用授权说明。在结尾部分还可以加入个人简历、在学期间发表的学术论文及研究成果。在结尾部分之前，还可加入附录，如附录 A、附录 B。

　　学位论文应包括如下部分，其装订顺序如下：

- 封面

- 题名页（论文首页）

- 目录（目次页）

- 图和附表清单（不需要的可不列此部分）

- 主要符号对照表、缩略词表、中英文对照表等（不需要的可不列此部分）

- 中文摘要和关键词

- 英文摘要和关键词

- 主体部分（引言、正文、结论）

- 注释（也可采用脚注的形式）

- 参考文献

- 文献综述

- 附录（不需要的可不列此部分）

- 个人简历、在学期间发表的学术论文及研究成果

- 致谢

- 学位论文原创性声明和使用授权说明

以上论文的组成部分与 GB/T 7713.1—2006 的要求大体相同，但目次页和中英文摘要的编排顺序稍有差别。GB/T 7713.1—2006 的要求可参见附录 D。

7.2 编号和序号

论文的章、节编号可以参照《科技文献的章节编号方法》（CY/T 35—2001）的有关规定，采用阿拉伯数字分级编号，不同层次的两个数字之间用下圆点（.）分隔开，末位数字后面不加点号。如"1""2.1""2.2.1"等。如论文在一个总题下分为两部分以上，各部分应有相应的序号，可以写成：第一部分、第二部分等。用外文撰写的论文，各部分的序号用罗马数字编码。论文中的图、表、附注、参考文献、公式、算式等，一律用阿拉伯数字分别依序连续编排序号。序号可以就全篇论文统一按出现先后顺序编码，对长篇论文，也可以分章依序编码。其标注形式应便于互相区别，可以分别为：图 1、图 2.1；表 2、表 3.2；附注 1；文献 [4]；式（5）、式（3.5）等。论文的附录依序用大写正体 A、B、C……编序号，如附录 A。附录中的图、表、式、参考文献等另行编序号，与正文分开，也一律用阿拉伯数字

编码，但在数码前冠以附录序码，如：图 A1，表 B2，式（B3），文献
［A5］等。

7.3 纸张要求和页面设置

论文采用 A4（210mm×297mm）白纸（页面设置：上 2.5、下 2.5、
左 3.0、右 2.8）编排、打印、制作。正文内容采用宋体小四号字，字符间
距采用标准间距，行距采用 20 磅。

7.4 封面

学位论文封面使用研究生院统一下发的封面纸。博士为淡黄色，硕士为
淡绿色。论文首页严格按标准样本制作。标准样本可以到北京协和医学院研
究生院网站的下载栏目内下载。

7.5 页码

论文的正文和后置部分用阿拉伯数字连续编页码，前置部分用罗马数字
单独编连续码，封面、封二、封三和封底不编入页码。页码由打字或印刷的
首页开始，作为第 1 页，并为右页另页。可以将题名页、目录等单独编排页
码。页码必须标注在每页的相同位置，便于识别。力求不出空白页，如有，
仍应以右页作为单页页码。

7.6 印刷及装订

论文各部分在装订时各自独立，每部分从新的一页开始。从目录开始双
面印制，各部分之间不必留空白页。全部论文每一部分的格式和版面安排要
求整齐划一，层次清楚。学位论文一律在左侧装订。要求装订、剪切整齐，
便于使用。论文必须用线装或热胶装订，不能使用钉子装订。

8
语言文字规范

　　语言文字规范是指写作中所使用的语言和文字必须按照一定历史阶段所确立的规范标准进行书写。研究生学位论文是以书面语言来表达自己观点、报道科研成果的一种形式，要使读者准确理解和掌握自己的观点，所使用的语言和文字必须规范准确、文字通顺流畅、符合语法规则，注意避免条理紊乱、文辞晦涩，使读者难以理解。由于本部分内容较多，这里只做一些简略的介绍，详细的内容读者可以参考相关的规范性文件。

8.1　规范使用文字

　　撰写学位论文时，论文的英文摘要和英文参考文献一般使用英文进行书写，论文的其他部分一般使用中文进行书写。

　　应用中文进行书写时，应采用现行规范汉字。国务院于 2013 年 8 月 19 日公布了《通用规范汉字表》。2013 年 10 月 15 日教育部等十二部门下发了关于贯彻实施《通用规范汉字表》的通知。通知要求，社会一般应用领域的汉字使用应以《通用规范汉字表》为准，原有相关字表停止使用。在科学技术领域相关部门的科学普及领域要引导使用通用规范汉字，编写出版专业辞书、专业教材、科技专著，可以使用《通用规范汉字表》以外的字，但一般应采用历史通行字形，避免自造新字。随着电脑的普及，在学位论文撰写的过程中，常见的用字错误主要是错用同音字，自造简化字或使用繁体字的情况比较少见。在论文定稿之前，需对文字进行认真检查，必要时可以请同学或朋友帮忙校正。

　　应用英文进行书写时，要符合英文的书写规范。对于外文，还应注意翻译的规范。对于一些专有名词，如外文机构名、人名等，最好查阅权威的字词典，给出原文和中译名。

8.2 规范使用词语和术语

词语规范是语言文字规范的重要内容。在学位论文写作中除了使用规范的汉字外，还需要注意使用规范的词汇和科技术语。2001 年 12 月教育部和国家语言文字工作委员会发布了《第一批异形词整理表》，整理了 338 组异形词，这些异形词是在收集到的 1500 余组异形词中选出的。我们在学位论文写作中要尽量使用表中推荐的汉语词汇。《第一批异形词整理表》中医学论文中可能用到的常见词见表 1-8-1。科技术语是指各门学科中表示专门概念的词或词组。术语系统本质上是概念系统，要求对概念进行准确揭示，其所指要求具有唯一性。为了保证科技名词的规范统一，1985 年经国务院批准成立全国自然科学名词审定委员会（现全国科学技术名词审定委员会），代表国家进行科技名词术语的审定和公布。国务院于 1987 年 8 月 12 日明确指示，经全国自然科学名词审定委员会审定公布的名词具有权威性和约束力，全国各科研、教学、生产经营以及新闻出版等单位应遵照使用。迄今为止，全国科学技术名词审定委员会审定和公布了天文学、物理学、生物化学、电子学、农学、医学等 140 种规范名词，出版了 20 多个学科的海峡两岸科技名词交流对照本和 8 个学科的繁体字本。在学位论文写作中，我们须使用规范的科技名词。医学中常用的规范名词和非规范名词见表 1-8-2。更多的名词可以到网站 www.termonline.cn 进行查询。

表 1-8-1 《第一批异形词整理表》中常见词举例

推荐词形	不推荐词形	推荐词形	不推荐词形	推荐词形	不推荐词形
斑白	班白、颁白	筹划	筹画	含糊	含胡
孢子	胞子	瓷器	磁器	溃脓	殨脓
笔画	笔划	答复	答覆	计划	计画
扁豆	萹豆、稨豆	订单	定单	简练	简炼
标志	标识	订货	定货	角色	脚色
补丁	补靪、补钉	订阅	定阅	连接	联接
参与	参预	发酵	酦酵	录像	录象、录相
掺杂	搀杂	干预	干与	麻痹	痳痹
车厢	车箱	勾画	勾划	麻风	痳风
彻底	澈底	关联	关连	麻疹	痳疹
成分	成份	归根结底	归根结柢	马蜂	蚂蜂

推荐词形	不推荐词形	推荐词形	不推荐词形	推荐词形	不推荐词形
模仿	摹仿	稀少	希少	原来	元来
模拟	摹拟	稀有	希有	芸豆	云豆
摩擦	磨擦	香菇	香箛	这么	这末
那么	那末	鸦片	雅片	芝麻	脂麻
人才	人材	影像	影象	肢解	支解、枝解
透彻	透澈	渔具	鱼具	姿势	姿式
图像	图象	渔网	鱼网	仔细	子细
息肉	瘜肉	预备	豫备	佐证	左证

表 1-8-2　医学中常用的规范名词和非规范名词

规范名词	非规范名词	规范名词	非规范名词
阿司匹林	阿斯匹林	霍奇金病	何杰金病
白细胞	白血球	机制	机理
暴发流行	爆发流行	晶状体	晶体
扁桃体	扁桃腺	计数	记数
侧支循环	侧枝循环	甲状腺功能亢进	甲状腺机能亢进
胆总管	总胆管	假膜	伪膜
低氧血症	低血氧症	禁忌证	禁忌症
二尖瓣关闭不全	二尖瓣闭锁不全	精神卫生	心里卫生
发绀	紫绀	抗生素	抗菌素
法洛四联症	法乐四联症	咳痰	咯痰
反胃	返胃	可的松	考的松
放射性核素	同位素	淋巴结	淋巴腺
肺梗死	肺梗塞	慢性阻塞性肺疾病	慢阻肺
分枝杆菌	分支杆菌	梅尼埃病	美尼尔病
高血压心脏病	高血压性心脏病	脑出血	脑溢血
高脂血症	高血脂症	脑梗死	脑梗塞
咯血	咳血	脑神经	颅神经
功能	机能	黏膜	粘膜
红细胞	红血球	剖宫产	剖腹产

规范名词	非规范名词	规范名词	非规范名词
前磨牙	双尖牙	心肌梗死	心肌梗塞
人工晶状体	人工晶体	心源性猝死	心原性猝死
神经递质	神经介质	胸腔积液	胸水
肾上腺素受体	肾上腺素能受体	血常规	血象
实验室检查	化验检查	血红蛋白	血色素
食管	食道	血流动力学	血液动力学
嗜酸性粒细胞	嗜酸性白细胞	血细胞比容	红细胞压积
糖原	糖元	盐皮质激素	盐皮质类固醇
同工酶	同功酶	自身免疫	自家免疫
围生医学	围产医学	中性粒细胞	嗜中性白细胞
无效腔	死腔	综合征	综合症
细胞质	细胞浆	纵隔	纵膈
心搏骤停	心跳骤停	组胺	组织胺

在学位论文的撰写中，除了选用上述规范的通用词汇和科技语术外，应注意不要使用自造的简称，如将"慢性非传染性疾病"简称为"慢病"，将"人工流产"简称为"人流"等。此外，同一术语若有多种称谓，全文应予统一。

8.3 规范使用数字

在科学论文中，数字是经常使用和出现的一种文字，主要有阿拉伯数字、汉字数字和罗马数字。统一和规范使用数字，不仅是交流需要，也是科学素质和写作水平的体现。我国于 1987 年 1 月 1 日公布了《关于出版物上数字用法的试行规定》，对数字的使用进行统一和规范，并于 1990 年和 1995 年先后制定了《出版物上数字用法的规定》（GB/T 15835—1990）和《出版物上数字用法的规定》（GB/T 15835—1995）的国家标准。为了进一步加强数字的规范使用，2011 年 7 月 29 日国家质量监督检验检疫总局、国家标准化管理委员会又对上述标准进行更新，发布了 GB/T 15835—2011《出版物上数字用法》，2011 年 11 月 1 日实施，以替代 GB/T 15835—1995。这些规定对于阿拉伯数字、汉字数字的使用情形和数字形式进行了详细的规定。在国家标准 GB/T 8170—2008 中还对数值的修约进行了规定。学位论文中数字的使用也应符合该标准的要求。

8.4　规范使用量和单位

规范地使用量和单位，可以将人们已认识或掌握的科学技术知识科学地、合理地表示出来，从而加强和促进科学技术的交流和应用，促进科学技术的不断发展。《中华人民共和国计量法》明确规定，国家实行法定计量单位制度，国际单位制计量单位和国家选定的其他计量单位，为国家法定计量单位。在论文的写作中要熟悉和掌握国家法定计量单位的使用，同时还要符合国家标准《量和单位》（GB 3100～3102—93）有关量和单位的规定。

8.5　组词造句要符合语法规则

语法是组词造句的规则。只有正确地运用语法，才能使句子表达准确，语句信息明白无误。在学位论文写作中，应该注意句中各词语的次序和搭配，选用合适的句子类型，使之符合现代汉语的语法规则，避免搭配不当、结构混乱、成分残缺或赘余、表意不明、不合逻辑。

8.6　规范使用标点符号

标点符号是用来表示语句的停顿、语气以及标示某些成分（主要是词语）的特定性质和作用的辅助文字记录语言的符号，是书面语的有机组成部分。标点符号并非能随意使用，而是有自己的规范用法。标点符号用法混乱，必然造成阅读理解的困难，妨碍正常语言交流。目前我国实施的《标点符号用法》（GB/T 15834—2011）是 2011 年 12 月国家质量监督检验检疫总局和国家标准化管理委员会正式发布的。在学位论文的写作中还需注意标点符号的正确使用。

9
表格和插图规范

  学位论文常借助插图和表格来具体说明问题。插图和表格是一种高度概括和形象化的表达方式，插图可以用直观的形象表达复杂难懂的内容，表格则可以展示大量的数据资料和事物分类并加以对比。图表使用得当，不仅可以避免复杂的文字解释，而且可以增加论文的可读性，使论文变得条理清晰、赏心悦目。然而，由于图表的制作相对比较复杂，涉及诸多细节，在图表的使用过程中，总会出现一些问题。为此，《科学技术报告、学位论文和学术论文的编写格式》（GB/T 7713—1987）、《学术出版规范 表格》（CY/T 170—2019）、《学术出版规范 插图》（CY/T 171—2019）、《公开版纸质地图质量评定》（GB/T 19996—2017）等文件均对图表的制作提出了规范性的要求。参考这些要求，在学位论文的表格和插图编制中应注意下面的问题。

9.1 表格

  表格由线条、文字、数字和单位等内容按照一定的顺序有机组合而成。表格的组成一般包括表号、表题、表头、表身和表注，表头和表身构成表格的主体，其中表头又分为横表头和纵表头。根据表格所含线条的情况，可以将表格分为全线表、省线表和无线表。全线表是表格外框有表框线，各项之间有行线、栏线的表格；省线表是省略墙线或部分行线、栏线的表格；无线表是既无行线也无栏线的表格。生物医学论文中目前最常用的表格是三线表，即只保留顶线、横表头线和底线的省线表（图1-9-1），但三线表不一定只有3条线，必要时也可以添加辅助线，但仍称作三线表。

9.1.1 表格编制的内容要求

  ① 表格的内容应该简明、易读，内容适合用表格进行表达。
  ② 表格应该具有自明性，即只看表，不阅读正文就可理解表的意图。为此，要求表题必须简短确切；必要时应将表中的符号、标记、代码以及需

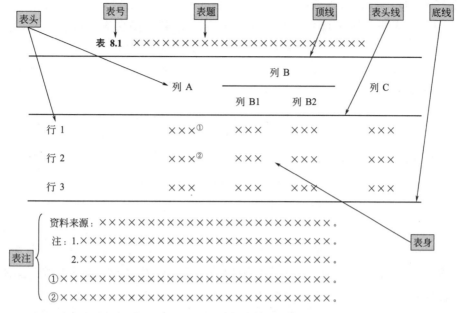

图 1-9-1　三线表的构成

要说明的事项，以最简练的文字，横排于表题下，作为表注，也可附注于表下。

③ 表格栏目的设置应科学、规范。对连续变量的分组应当科学，分组之间不得重叠或遗漏。

④ 表格中的数据应该完整、准确、规范。表格内的数字一般不带单位，百分数也不带百分号（％），应把单位符号和百分号等归并在横表头或纵表头中。表格中数据小数点前的"0"不能省略。表内不宜用"同上""同左"",,"和类似词，一律填入具体数字或文字。GB/T 7713—1987 规定表内"空白"代表未测或无此项，"—"或"…"（因"—"可能与代表阴性反应相混）代表未发现，"0"代表实测结果确为零。数值的修约和极限数值的书写应当符合 GB/T 8170—2016 的规定。

⑤ 表格中的术语、数字、符号、量和单位的名称等应符合相关的规范、上下或左右统一，并与正文或其他表格中的表述一致。

⑥ 整本论文中表格的表号、表题、表头、表身、表注的格式应统一。

9.1.2　表格的编排要求

① 表格应编排序号。表格的编号由"表"和从 1 开始的阿拉伯数字组成，表较多时，可分章编号。表号应置于表题之前，与表题之间留一字空。

② 表号和表题应置于表格顶线上方，宜居中排列，其宽度一般不应超

过表的宽度，如过长需要转行时，应从意义相对完整的停顿处转行。

③ 横表头宜居中排列，纵表头宜左对齐排列。多层表头应体现层级关系，横表头每个层次之间应加横线分割，纵表头宜依次右缩一字。

④ 表身中行和列的数字、文字、图形宜对齐，如文字为多行叙述时宜左对齐排列。

⑤ 表注宜排在表格底线下方，宽度不超过表格宽度，首行距左墙线一字空或两字空。不应与正文注释混同编排。表注宜简洁、清晰、有效。对既可在表身又可在表注中列出的内容，宜在表身中列出。表注一般分为表格出处注、全表注、特定注释和概率注释。表格出处注又叫资料来源注，主要注明表格资料、数据的来源以及表格本身的出处。表格出处注宜以"资料来源"引出。全表注主要用于对表格整体情况的说明，比如对数据处理的说明。对全表的注释如果多于一条，用不加括号的阿拉伯数字排在表的下边，前面加"注："，每条注文应排为一段，末尾用句号。特定注释是对表格中特定行、列以及单元格中某处文字或数据的说明。对表内某处文字或数字的注释，在表里面宜用带圈（○）的阿拉伯数字在右上角注出，然后在表下边用同样的圈码注出来，可以分项接排，也可独立排为一段，注末用句号。排序的原则是从左到右、从上到下，起始点是左上角。概率注释主要用于需要表明显著性的表格，通常的方式是：$^*P<0.05$，$^{**}P<0.01$，$^{***}P<0.001$。表格有两种或两种以上注释时，宜按出处注、全表注、特定注释和概率注释的顺序排列。

⑥ 三线表的顶线和底线应用粗线，其他用细线。表号和表题的用字宜小于或轻于正文用字，字体宜重于表格其他部分。表头、表身和表注的用字宜小于正文用字，表头用字不宜大于表题用字，表身用字不宜大于或重于表头用字，表注用字不宜大于或重于表身用字。

⑦ 表格宜排在第一次提及该表表号的正文之后，尽量不分页，尽量不跨节。表格太大需要转页时，需要在续表上方重复表的编号，编号后跟表题（可省略）和"（续）"，表头也应重复排出，前页表格最下端的行线应用细线，转页接排表格的顶线应用粗线。

9.2 插图

插图是用图形和颜色来表述资料的一种方法，一般由图、图号、图题和图注构成。按照内容可以将插图分为曲线图、构造图、示意图、图解、框图、流程图、记录图、布置图、地图、照片、图版等。学位论文中最常见到的图形是根据研究数据制作的统计图和展示研究对象外观和形态的照片，前者包括根据数据分析结果绘制的线图、条图、直方图、圆图等，后者包括人体和动物照片、病理标本照片、心电图、CT 片、实验结果照片等。

9.2.1 插图编制的内容要求

① 插图应与正文的内容相关，选择能有效表达关键信息的插图形式。

② 插图应该具有自明性，即只看图，不阅读正文，就可理解图的表达内容。为此，插图不仅包括图本身、编号和题目，有时还包括图例和注释。

③ 坐标曲线图的坐标轴、标值线的画法应规范，标目、标值、坐标原点应标注完整、规范、统一。坐标上标注的量的符号和缩略词必须与正文中一致。

④ 照片图要求主题和主要部分轮廓鲜明，便于编制。如用放大缩小的复制品，必须清晰，反差适中。照片上应该有表示目的物尺寸的标度。

⑤ 地图插图应维护国家的统一、主权和领土完整，维护民族尊严和民族团结，体现我国的外交政策和立场，保障国家安全和利益，应符合 GB/T 19996—2017 的相关规定。必须使用国家测绘局的标准地图，注意南海、钓鱼岛、藏南等敏感问题，不要涉及军事信息（如大坝、粮库、机场等）。

⑥ 插图上的文字与符号应该规范、清晰。插图中的术语、数字、符号、量和单位的名称等应符合相关的规范，并与正文及论文中其他插图保持一致。

⑦ 整本论文插图的图号、图题、图注的写法和格式应统一，同一内容的表示方法、同类图的画法、指引线的表示方法应一致。

9.2.2 插图的编排要求

① 图应编排序号。图的编号由"图"和从 1 开始的阿拉伯数字组成，图较多时，可分章编号。图号应置于图题之前，与图题之间留一字空。图题要求简短确切。

② 图号和图题一般应置于图的正下方，字号宜小于正文字号。图号和图题的排字宽度不宜超过图的宽度，较长需要转行时，应从意义相对完整的停顿处转行。

③ 必要时应将图上符号、标记、代码以及实验条件等用最简练的文字，作为图例说明或图注。图注的内容不宜放在图题中。图注的位置安排应合理。图元注应置于图号、图题上方，整图注应置于图号、图题下方。图注的排字宽度不宜超过图的宽度。图注的字号宜小于图题字号或字体轻于图题用字。

④ 插图宜随文编排，图随文走，图在文后，尽量不分页。

10
注释和引文规范

　　注释是对文中某些内容进行解释说明的文字。引文则指文中引用他人话语或文献的文字。学位论文的写作是一种创造性的活动，是在借鉴前人研究成果基础上进行的一种创新活动。为了清楚地表明文献之间的继承和发展关系，避免由于引证不规范导致的学术不端行为，必须高度重视论文的注释和引文规范。本部分参考《学术出版规范　注释》（CY/T 121—2015）、《学术出版规范　引文》（CY/T 122—2015）和相关专著对学位论文中的注释和引文应注意的问题进行简单介绍。

10.1　注释

　　学位论文中的注释按其功能可分为内容注和出处注两种。内容注主要是对论文中某一部分词句进行进一步的说明，但为了不中断或隔离连贯的叙述而把它放在段落之外，出处注主要是为了保障原作者的著作权，注明某些词句、观点的来源，以便读者查证。注释按其在文中的位置分为夹注、边注、脚注、尾注、表注和图注。夹注位于文中被说明文字的后方，也称文内注；脚注则按页排在页的下方，也称页底注；尾注则集中排在论文正文之后，也称文后注；表注和图注则排在表格或插图下方。

　　对文章中第一次出现的外国地名、人名或生僻术语一般按照夹注处理。注文用圆括号括起，若注文有圆括号时则用方括号括起。文内注的字体和字号通常与正文相同。如 PTCA 在文中首次出现时可以采用文内注的方式进行注释：经皮冠状动脉腔内成形术（Percutaneous transluminal coronary angioplasty, PTCA）。对正文中提到的某个问题进行补充说明、解释的独立文字一般按照脚注处理。按照在同一页中出现的先后，在被注释文字右上角依次编排序号，如①、②……序号标示位置应紧靠被注文字。脚注序号宜全书统编或每面单独编排。注文则放在脚注线下方，脚注线的长度应为版心的1/4。注文的序号与文中序号保持一致，注文字号一般比正文小一号字。

相同的内容第二次及以后的序号应与第一次相同。也可将对某一部分的注释集中列于文后，采用尾注的形式。尾注应在注的上方加排"注释"字样。注码按被注文字出现的先后次序连续编号，序号形式和排法与脚注相同，注文的序号与文中序号保持一致。学位论文中对参考文献的注释属于出处注，应符合《文后参考文献著录规则》（GB/T 7714—2015）的要求，其序号一般用方括标注，采用尾注的形式，其序号与正文中指示一致。

在使用注释时应注意以下几点：

① 必要性。仅应在必要的时候加注释。

② 相关性。注释的内容应当与被注的内容紧密相关，不可偏离行文论述的宗旨。

③ 准确性。注释应当准确，不可有讹误。

④ 完整性。注释应当完整，首次出现时应要件齐全。

⑤ 一致性。通常整本论文只有一种类型的引文注。

⑥ 贯通性。注释不能影响主体内容的连贯性，避免打断正常行文。

10.2 引文

学位论文常需要引用他人文献来表达或论证自己的观点。将引用的内容在正文中以直接引语或间接引语的形式进行表述的词语、句子或段落即是引文。学位论文中的引文多为对参考文献的引用，在使用引文时要注意以下几点：

① 引文的相关性。应引用与行文相关的词语、句子或段落。

② 引用应完整、准确。引文必须忠于原意，须在认真阅读、真正理解、完整把握作者原意的基础上进行引用，不能断章取义。

③ 引文应原则上以原始文献和第一手资料为原则，尽量避免使用二次文献和转引文献。

④ 引文原则上应使用最新或最优版本。

⑤ 尽量使用公开发表的文献，避免使用保密或内部刊物、摘要作为参考文献。

⑥ 引文以必要、适当为限，与行文贯通。引文作为作者论证的辅助手段，要为论证作者的观点服务，不能完全替代作者所要表述的思想，也不能影响主体内容的连贯性和完整性，更不能为了凑字数乱引参考文献。

⑦ 引文的标记和注释应当完整、准确，便于读者进行文献查找。学位论文对文献的引用多采用引用原意的形式，不加引号。对参考文献注释的要求参见"第二篇　11　参考文献"。

第
二
篇

学位论文各部分的撰写 要求及常见问题

1

论文首页

论文首页一般包括以下内容：（1）学校代码（10023）和学号；（2）论文题目；（3）所院名称；（4）作者姓名、指导教师、导师小组成员名单；（5）申请学位的学科专业和研究方向；（6）完成日期。涉密论文尚需注明论文密级和保密年限。北京协和医学院为论文首页提供了标准样本，其下载地址为：http：//graduate.pumc.edu.cn。样式参见附录F。

1.1 论文首页中各部分的撰写要求

1.1.1 论文题目

① 论文题目应当简明、具体、准确、新颖、醒目，控制在 30 个汉字（字符）以内，避免文不对题和夸大其词。题目要仔细推敲，力求用最少的词语最确切地反映论文的内容。

② 论文题目用词应当规范，其中的名词术语、缩略语等要用常用的、约定俗成的词语，不要使用不常见的首字母缩写字、字符、代号和公式。

③ 论文题目要格式规范，居中书写，用较大字号的粗体字表示；题目较长时，一行写不下时可用两行写，但不能把一个词或词组分别排在一行的末尾和另一行的开头。

1.1.2 所院名称

应填写规范的所院名称。由于论文的封面中已有中国医学科学院 北京协和医学院字样，所院名称中不必重复上述内容。有些所院有多个名称，可填写最常用的名称。表 2-1-1 是北京协和医学院下属的一些所院的名称。

表 2-1-1　北京协和医学院下属所院名称

医院	研究所	学院
北京协和医院	临床医学研究所	基础医学院
阜外医院	心血管病研究所	临床医学院
肿瘤医院	肿瘤研究所	护理学院
整形医院	整形外科研究所	继续教育学院
血液病医院	血液学研究所	公共卫生学院
皮肤病医院	皮肤病研究所	人文社科学院
	医学信息研究所	
	药用植物研究所	
	医学实验动物研究所	
	医学生物学研究所	
	输血研究所	
	基础医学研究所	
	医药生物技术研究所	
	微循环研究所	
	放射医学研究所	
	生物医学工程研究所	
	神经科学研究所	
	药物研究所	
	图书馆	
	病原生物学研究所	

1.1.3　指导教师和导师小组

填写导师姓名，后衬导师职称"教授""研究员"等，为避免重复，导师小组中可不包括指导教师姓名。

1.1.4　学科专业

以国务院学位委员会批准的学科专业目录的学科（专业）名称为准。

1.1.5　研究方向

填写研究课题的研究领域。

1.2　论文首页中的常见问题及示例

① 题目不够具体、切题。如"冠心病合并 2 型糖尿病临床研究"。题目不宜用一个大领域或学科分支的名称作为学位论文题目，这样过于笼统，无法体现要研究的具体内容。

② 题目中缩略语不规范。"桡动脉脉搏波在个体精准恒定功率运动治疗慢病高血压中的应用"中的"慢病"在正式的书面语中并不常见，而且题目应当简明，用"慢病"修饰高血压并无必要。"肥厚型梗阻性心肌病中 SAM 现象的血流动力学研究"中的英文首字母缩写字"SAM"并不常见，最好使用全称。

③ 院所名称不规范。如将阜外医院写成"中国医学科学院阜外医院""北京协和医学院　中国医学科学院阜外医院""北京协和医学院　中国医学科学院阜外医院　心血管病国家重点实验室""北京协和医学院　中国医学科学院国家心血管病中心　阜外医院"等多种形式。

④ 学科专业填写不规范。如将"耳鼻咽喉科学"写成"耳鼻咽喉科"；将"皮肤病与性病学"写成"皮肤性病学"。

⑤ 研究方向填写不规范。如将"耳鼻咽喉科"作为研究方向，"耳鼻咽喉科"是学科专业，不应作为研究方向。

2
目　录

　　目录是论文的索引和提纲，是论文各个部分内容及其页码的展示，其作用是便于读者了解论文的构成和进行内容查找。将论文各组成部分的章、节序号和标题行按顺序排列，列至一级或二级节标题后附页码即可，如图 2-2-1 所示。

图 2-2-1　目录示例

2.1 目录写作的基本要求

① 目录之前的内容及目录本身不列入目录内。

② 目录部分单独连续编排页码。

③ 目录中章节的编号建议参照《科技文献的章节编号方法》（CY/T 35—2001）的要求进行编号。

④ 目录中章节编号的格式要统一。

2.2 目录的常见问题及示例

（1）章节编号未参照《科技文献的章节编号方法》（CY/T 35—2001）的要求进行编号

如下例（图 2-2-2，图 2-2-3）。根据《科技文献的章节编号方法》（CY/T 35—2001）的要求，章节号的编号采用阿拉伯数字，在不同级别章节号的每两个层次号码之间加圆点，圆点加在数字的右下角，但终止层次的号码之后不加圆点；在目录中书写章节的编号时，其前不加"第"字，其后不加量词"章"或"节"字。

图 2-2-2 不规范目录示例 1

目录

图 2-2-3 不规范目录示例 2

（2）目录格式混乱，格式不统一，同级别标题缩进值不一

图 2-2-4 中的例子，数字后有的加点有的不加点；图 2-2-5 中的例子前后两部分章节的编号格式不一致，这些都是应该避免的。

目录

i

图 2-2-4　不规范目录示例 3

目录

图 2-2-5　不规范目录示例 4

3

中文摘要

摘要是对学位论文内容不加注释和评论的简短陈述，是对论文内容的高度概括和总结。通过摘要，读者可以不阅读全文，就能获得必要的信息。

3.1 摘要的主要功能

（1）让读者快速了解论文的主要内容

相比于论文，摘要内容简洁、重点突出，读者可以通过摘要迅速掌握论文的概况和重点内容，通过阅读摘要可以判断是否需要阅读全文。

（2）为科技情报文献检索数据库的建设和维护提供方便

学位论文作为科技论文的一种重要形式，其研究方法和研究结果对于社会和相关的研究人员具有重要参考价值。学位论文通过答辩后，会上交归档，并被科技情报文献检索数据库所收录。摘要是科技信息情报检索的重要内容。摘要质量的好坏，直接决定了论文被检索和阅读的次数。

3.2 摘要的类型

根据不同的标准，摘要可以分为不同的类型。如根据摘要的作者，摘要可以分为作者摘要和文摘员摘要；如根据摘要的形式，可以分为不分段、不加内容标题的传统式摘要和分段并加内容标题的结构式摘要；如根据摘要的内容，可以分为报道性摘要、指示性摘要、报道/指示性摘要。

（1）报道性摘要

报道性摘要是用来概述一次文献内容要点（尤其是创新点）的简明文摘，它以提供文献内容梗概为目的，不加评论和补充解释，它包括了研究的对象和范围、采用的手段和方法，得出的重要结论以及得出结论所依据的结果。报道性摘要内容详尽、所含信息量大、实用价值高，基本能够反映正文的主要信息，一般可以替代阅读原文。

（2）指示性摘要

指示性摘要是把一次文献的主题范围与内容概略地指示给读者的一种摘要，一般不包含具体的方法、数据、结论等内容。阅读指示性摘要不能代替阅读原文。

（3）报道/指示性摘要

报道/指示性摘要是结合报道性摘要和指示性摘要的撰写方法，以报道性的文摘形式表述一次文献中信息价值较高的部分，而以指示性文摘的形式表述其余部分。

学位论文中的摘要在形式上一般采用结构式摘要，在内容上一般采用报道性摘要。本指南中提到的摘要写作要求主要针对报道性摘要。

3.3 学位论文摘要的写作要求

① 在摘要中要简要说明本论文的目的、方法、结果和结论，重点突出论文的创新之处。

② 摘要的字数不宜过多。在《文摘编写规则》（GB 6447—86）中对报道性摘要的要求是四百字左右为宜。学位论文摘要的字数一般要多一些。《北京协和医学院博士、硕士学位论文规范》（2008）中对博士学位论文摘要的要求是 1000 字左右，对硕士学位论文摘要的要求是 500 字左右。

③ 摘要要有独立性和自含性，即摘要中要有数据、有结论，可以独立使用，不用阅读学位论文全文，就能获得必要的信息。

④ 结构要严谨，表达要简明，语义要确切，书写要合乎语法，保持上下文的逻辑关系，不得简单地重复题名中已有的信息，要排除在本学科领域中已成为常识的内容。

⑤ 摘要要用文字表达，不能用图表、公式，要采用规范化的名词术语（包括地名、机构名、人名、统计学术语等），不用非公知公用的符号和术语。新术语或尚无合适汉语术语的，可用原文或译出后加括号注明原文。缩略语、略称、代号，除了相邻专业读者也能清楚理解的以外，在首次出现处必须加以说明。

⑥ 不能引用参考文献，除非该文献证实或否定了他人已出版的著作。

⑦ 摘要一般以第三人称进行书写，如"对……进行了研究""报告了……现状""进行了……调查"，尽量不用第一、第二人称，如"本文""作者"等作为主语。

⑧ 应采用国家颁布的法定计量单位。

⑨ 应注意正确使用标点符号。

3.4 摘要写作中的常见问题及示例

(1) 人称不规范

摘要一般以第三人称进行书写，但有些论文的摘要仍习惯使用第一人称。

例 3-1 "我们首先分析了 77 个东亚胃癌患者和 75 个中国胃癌患者的遗传性突变数据，得到 103 个已知癌症相关基因中在胃癌病人中存在较高频率的遗传性有害突变的基因。""我们首先分析了胃癌体细胞突变数据，筛选并统计了出现有害突变频率较高的基因，并比较这些基因在不同分期及分化程度的病例中的突变频率。我们还对基因表达数据进行差异表达分析，对于在肿瘤组织中高表达的基因做生存分析，使用 Log-rank 检验并做 FDR 校正，筛选出 mRNA 表达量与胃癌预后相关联的基因。"

(2) 缩略语的使用不当

首次出现的名词不注全称，直接使用英文缩略语。如下例中作者多次使用 LAD，但在前文中并没有有关 LAD 的说明。

例 3-2 "结果：69 例阵发性房颤（95.8%）患者完成随访，平均随访 43 月±20 月，窦性心律维持率 73.9%，免于抗心律失常药物（anti-arrhythmic drugs，AADs）窦性心律维持率 62.3%。亚组分析结果显示，LAD≤40mm 和 LAD>40mm 的患者窦性心律维持率分别为 80% 和 57.9%（Log Rank=0.018）。Cox 回归模型分析显示 LAD>40mm 是胸腔镜辅助下外科消融治疗阵发性房颤术后复发的独立危险因素。"

(3) 术语不正确

如下例中"简单线性分析"并不是统计学术语，正确规范地运用专业术语才能向读者传达清晰的概念。摘要是全文的精华之所在，对于专业术语的运用务必准确。

例 3-3 简单线性分析显示，在总人群中，与 SYNTAX 积分呈正相关的变量是性别（男性）、年龄、住院天数、冠心病病程、心梗史、心梗次数、冠脉旁路移植术史、高脂血症病程、空腹血糖、糖化血红蛋白以及左室射血分数，将这些线性分析中有意义的变量引入有序 Logistic 分析中，结果显示冠状动脉病变程度与 HbAlc 水平（OR：3.51，95%CI：2.90~4.25，$P<0.001$）、冠心病病程（OR：1.06，95%CI：1.01~1.10，$P=0.008$）以及目前吸烟（OR：1.49，95%CI：1.27~1.89，$P=0.019$）等多项危险因素

相关。

（4）方法叙述不完整

例 3-4 在结果部分有如下描述"对于 P1 计划，单次 P_{new} （519.758±46.410）比 P_{orig} （518.158±46.693）跳数增加了 1.600 跳，差异具有统计学意义（$P<0.05$）"。但在方法学部分并未交代什么是 P1 计划。

（5）结论缺乏依据

例 3-5 一篇论文对 12 例接受腔内支架植入术的颅外段颈动脉瘤患者的临床随访数据进行了分析，其结论为"腔内支架植入术优势明显"。通读摘要的方法和结果部分，并未发现该研究设有对照组和进行比较的数据，此结论明显缺乏依据。

（6）摘要过长

有些硕士学位论文的摘要字数明显过多，甚至超过 2000 字。

4

英文摘要

与中文摘要一样，英文摘要的目的也在于通过短文的形式向读者传达论文的必要信息。不同的是，英文摘要的目的是让国外的研究人员了解论文的内容，从而开展交流与合作。英文摘要部分的标题为"Abstract"，内容要求与中文摘要相同，一般采用结构式摘要的形式，即摘要包括目的（Objective）、方法（Methods）、结果（Results）和结论（Conclusion）四个主要部分。英文摘要应该按照英文的标准规范格式撰写，不要逐字逐句对中文摘要进行直译，要根据英语的习惯重新组织段落和语句。

4.1 英文摘要写作的基本要求

① 题目要求。英文摘要上方应有题目，题目要准确、简洁、清楚。在拟定题目时应注意以下问题：

a）缩写词。除了公知公认的缩写词外，尽量不要用缩写词。

b）大小写。一般第一个词的首字母大写，其余小写。

c）标点符号。题目中可以用少数几种标点符号，最常用的是冒号(:)、破折号(——)、逗号(,)、连字符(-)，有时也用问号(?)、撇号(')，以及斜线(/)，其他标点符号基本不用。

d）数字。如以数字作为标题开头，要用英文数词，不用阿拉伯数字。

② 语言要求。英文摘要的书写应该符合英文的语言习惯。在英文摘要的书写中，对目的的表述大多不用完整的句子，而用动词不定式短语，如 To determine …，To examine …，To assess …，To investigate，而在方法、结果和结论部分，应当用完整的句子。英文摘要常用的时态为现在时、过去时和完成时，最常用一般现在时、一般过去时，较少用现在完成时、过去完成时，而进行时态和其他复合时态基本不用。目的部分如采用句子表达常用一般现在时，描述客观存在的背景信息。研究方法和结果在作者进行论文写作时已经完成，一般情况下采用一般过去时，特殊情况下也可采用过去

完成时、一般现在时或现在完成时。过去完成时主要用以表示研究活动发生的先后顺序，用来强调某一过程发生在另一过程之前。现在时主要用以描述自然规律和客观现象，旨在说明所涉及问题具有广泛性。现在完成时用以强调该研究的影响与作用，或是这种研究或状态直到撰写论文时还在持续。结论部分的时态可以用过去时，如果认为是普遍规律则用现在时。国外科技论文的被动语态从20世纪60年代开始被摒弃，越来越多地应用主动语态，因而英文摘要的书写应尽可能运用主动语态。除了"方法"适用被动语态外，其余部分皆可用主动句或无语态句表达。

③ 内容要求。英文摘要要求结构严谨、逻辑严密、独立成篇。一般来说，英文摘要是中文摘要的转译，要求准确、简洁、如实反映中文摘要的内容。在转译时应当注意东西方文化的差异以及语言表达习惯和逻辑思维的差别，翻译应该符合英语的惯用表达习惯。应避免采用逐字、逐句、逐段对译的方式，以免造成英文摘要行文拖沓、篇幅过长，中国同行不愿看、外国同行看不懂的现象。同时也应避免在翻译中文摘要过程中不知如何翻译而随意舍弃某些内容，以免造成词不达意、实质内容缺失等现象，以至于不能完整、准确地表达中文摘要的内容。

④ 标点符号。英文摘要中不能出现中文专用的标点符号，如句号（。）、书名号（《》）。有些标点符号看起来中文与英文相同，但实际上是有差别的，如逗号。这些问题很容易忽略，也应该注意。

⑤ 摘要中的缩写词。除公知公认的缩写词不需要注明全称外，一律在第一次出现时注明全称。一般只有出现3次以上的词才有必要使用缩写。

4.2 英文摘要写作中的常见问题及示例

（1）语法及拼写错误

这是英文摘要中最常见的错误。论文完成后，可以利用Microsoft Word的"拼写和语法"检查功能，也可以用一些网站或软件，对英文的拼写和语法进行检查和修改，还可以请英文水平高的人进行审阅修改。

例4-1 一篇论文中文摘要的结论为："先心病患儿心脏术后TEG检测凝血异常发生率较高，尤其多见于低龄和紫绀先心病患者，其中主要的结果异常表现为血小板功能低下。"其英文摘要的结论为："According to TEG monitoring, pediatric patients after cardiac surgery are more likely to suffer from coagulopathy, mainly because of platelet dysfunction. Younger children and cyanoticpatients were often occuring postoperative coagulopathy."文中

的"cyanoticpatients"中缺少空格，occur 的用法一般为"sth. occurs to sb"，这里用人作为主语。正确的表达："The incidence of abnormal blood coagulation after cardiac surgery detected by TEG is higher in children with congenital heart disease，especially in young and cyanotic patients with congenital heart disease. The main abnormal result is low platelet reactivity."

（2）用词不当

如在上例中中文摘要是"主要的结果异常表现为血小板功能低下"，而在英文中"血小板功能低下"翻译为"platelet dysfunction"，"先心病患儿"在英文摘要中翻译为"pediatric patients"，并不能准确表达中文的原意。

（3）语句不完整

常缺少谓语或主语。如下例中第一句缺少主语和谓语。

例 4-2 Methods：Constructing the guide based on the evaluation, formulation and GRADE system rated by evidence recommendations. Specifically include：1. Set up a guideline group；2. By searching domestic and foreign emergency PCI-related medical guidelines and the related primary research of emergency PCI preoperative nursing，and interviewing with key informants，a list of emergency PCI preoperative nursing clinical problems and outcome indicators was drafted；…

（4）舍弃中文摘要中某些内容，造成词不达意，不能完整准确表达中文摘要内容

例 4-3 将中文摘要"依据先心病临床诊断有无左向右或双向分流且血氧饱和度≤90%，将 661 例患儿分为紫绀组（$n=198$）和非紫绀组（$n=463$），并按照年龄<1岁，1～3岁和≥3岁进行亚组分析"。翻译为："They were divided into the two groups according to the oxygen saturation, cyanotic group（$n=198$）and acyanotic group（$n=463$）and also put in the subgroups based on age."

（5）缩写词第一次出现未注明全称

如下例中缩写词 E-CPR 第一次出现未注明全称。

例 4-4 【Objective】To investigate trends in survival and demographic details for children with E-CPR in Asia Pacific recorded in Extracorporeal Life Support Organization（ELSO）registry from 1999 to 2016 and identify risk factors associated with in-hospital mortality.

5

关 键 词

随着计算机和互联网技术的发展，查询、检索和下载专业文献已成为科技信息情报检索的重要手段。关键词是读者利用计算机系统检索文献的重要工具。关键词是从论文中选取出来用以表示全文主题内容并且可用作计算机系统标引论文内容特征的单词或术语，便于信息系统汇集，以供读者检索。关键词选择的恰当与否，直接影响着论文的被检索率。

5.1 关键词选择的基本要求

① 关键词应在中英文摘要后面另起一行列出，一般列 3～8 个，中英文关键词应一一对应，分别排在中英文摘要下方，关键词之间用"；"或"，"隔开。

② 注意关键词之间的组配。关键词是通过比正文及摘要更短的词语形式来概括论文的基本信息，包括论文的科学问题、科学目标、研究意义、研究内容及主要技术方法，关键词应选取最能反映上述内容的词语，并依照关键词的内涵及逻辑关系进行排列。

③ 关键词的选取应有专指性，尽可能选择主题词作为关键词。专指性即一个词只能表达一个主题概念。主题词是专门为文献标引或检索从自然语言的主要词汇中挑选出来加以规范化的词或词组，是经过规范化的关键词。就专指性、规范性及与文章主题的关系而言，主题词优于关键词。由于关键词是未经过规范化处理的自然语言，容易造成文献标引或检索的误差，可能导致漏检或误检，影响文献检索的效率。因而，如有可能，应尽量选用主题词作为关键词。如有关结核的论文，可以分为肺结核、骨结核、肠结核等，可以用主题词"结核，肺""结核，骨"和"结核，胃肠道"进行标引，可以使同属结核的内容归属在相同的条目下，而且还可以有所区分。如果使用未经规范的自由词作为关键词则会导致同类文献分散。

医药学论文的主题词可以从美国《医学索引》（Index Medicine，IM）

的《医学主题词表》（Medical Subject Headings，MeSH 词表）中选取，对于 MeSH 词表中没有对应主题词供选用的新概念，可以选用自由词。MeSH 可以登录 PubMed，在其 MeSH 数据库中进行查找，网址为 https://www.nlm.nih.gov/mesh/meshhome.html。如图 2-5-1，可以将摘要粘贴到 PubMed 提供的工具中进行批量检索，根据其推荐的主题词进行选择。国内可以使用中国医学科学院医学信息研究所在美国国立医学图书馆（National Library of Medicine，NLM）授权下编译的《医学主题词注释字顺表》，该表有中文索引和英汉对照两部分，可以到就近的图书馆查找。

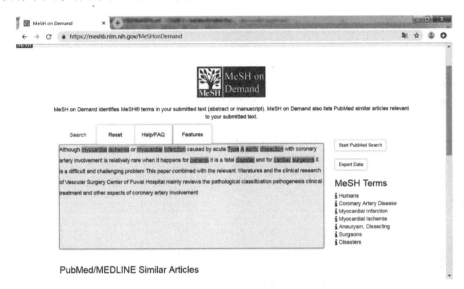

图 2-5-1 利用 PubMed 在 MeSH 数据库中查找主题词

④ 应选择名词（普通名词、专有名词）或词组作为关键词。无检索意义的冠词、介词、感叹词、代词、助词、动词及某些形容词、副词和无具体含义的名词不能作为关键词，句子、句子成分也不能作为关键词。如研究、探讨、技术、应用、观察不能作为关键词。某些已被普遍使用的缩写词，如 HBsAg、HIV 等可以作为关键词，但未得到公认和普遍使用的缩写词不能作为关键词。常用的化学分子式不可作为关键词，如 "NO" "SO_2" 应分别标为 "一氧化氮" "二氧化硫"。

5.2 关键词选择中的常见问题及示例

（1）以句子或句子成分作为关键词

如以 "血流动力学不稳定" "冠状动脉受累" 作为关键词，应选择名词或词组作为关键词。

（2）随便缩写，选用一些未规范的缩略词

如以"低温停循环；脑保护；脑缺血耐受；SUMO 化；SHSY5Y 细胞"作为论文的关键词，SUMO 化，SHSY5Y 细胞并不是公认和普遍使用的缩写词。查看原论文摘要，SUMO 化为小泛素样修饰分子，SHSY5Y 细胞为人神经母细胞瘤（SHSY5Y）细胞。

（3）关键词之间以空格分隔

如下例："关键词：急性 Stanford A 型主动脉夹层　冠状动脉受累　阜外分型"。

6
引　言

　　引言是论文的开场白，其目的在于介绍论文的写作目的，提纲挈领地告诉读者研究的来龙去脉，引导读者阅读和理解全文。引言的语言要简明，逻辑要清晰，层次要递进。引言的写作总体是一个从问题到答案的过程，因此，往往被认为是最难、最耗费时间的部分。引言的写作应包括三个要素：研究背景、研究现况和研究目的。研究背景在于交代为什么要做这项研究，是现实疾病防治的需要还是理论或技术上迫切需要解决的问题？做完这项研究后能产生什么样的价值和推动作用？通过研究背景的介绍使读者对论文的基本内容和大致情况有一个初步的了解，引起读者的兴趣，方便读者阅读和理解下文。研究现况在于结合论文的研究内容综述前人所作的工作，写明国内外在该领域的研究现况和目前仍存在的问题或不足，有哪些问题亟待解决。问题的提出要能做"减法"，论述面太广泛则无法做到重点突出，每个问题的阐释也很难全面，只要能解决研究现况中任何一个问题，就是一篇优秀的研究论文。研究目的在于交代论文的研究主题，提出本文研究的研究假说、要解决的主要问题。在叙述研究目的时可以简要介绍研究采用的思路和方法、主要结果及结论，重点是突出本研究的特色和创新点，如研究设计更科学、研究方法更恰当、样本量更大、测量更准确等，详细的内容应在后文介绍。通过引言部分的介绍使读者明白论文的研究问题及论文研究的价值：论文的研究是解决目前国内外尚待研究的新课题，还是发展完善现有的研究、解决前人研究中仍存在的问题，还是验证前人的研究；是理论、方法的创新，还是研究结果的创新。而研究的创新部分是引言重中之重的部分，阐明创新之时，要紧紧围绕前人研究的缺陷或不足之处，再明确描述自己的解决思路，但在评价前人的工作时，应做到客观公正，切忌借贬低他人来抬高自己的成果。具备这三要素的引言，则应当能包括研究问题的性质与范围、研究现况（同时有参考文献）、研究方法（必要时可指明选择理由）、主要结果及由结果而产生的结论。

6.1 引言撰写的基本要求

① 引言的撰写要求实事求是、思路清晰、语言简洁流畅、重点突出，不要使用"有很高的学术价值""填补了国内外空白"等不恰当自我评价词汇，不要在引言中大量书写研究的历史渊源和发展过程，不要在引言中过多叙述教科书上已有和本领域研究人员所共知的常识性内容，以及做不必要的学术名词解释。

② 相对而言，引言部分是对研究背景和研究意义的集中介绍，因此引用文献较为密集，规范引注的具体要求有：引用他人的研究成果时不需要展开论述，应直接写出结论或结果，用文献序号予以标注。引用时要仔细核对原文，在准确理解原作者观点的基础上合理进行引用，可以用自己的语言总结表述作者观点，特别应注意避免过度引用。在引用文献时，应注意选择关键性工作的文献，不宜过多。在介绍研究背景和提出问题时，还应尽量引用权威的文献和新近的文献（近 5 年内），以指引读者进行研究问题和研究价值的判断。随着近年对研究生学位论文查重率要求的提高，科学合理地引用参考文献、避免不当引用造成的学术不端问题日益引起各方重视。

③ 对标题或引言中出现的新的、不常见的或模糊的词语以及一些重要的概念应进行定义。

④ 引言不要随意使用缩略语，对于首次出现的缩略语，应将术语的全称写出，并在括号内注明缩略语，以后的正文部分里就只需使用缩略语。在摘要中定义过的缩略语，在引言部分应该重新进行说明。

⑤ 引言中可以简述本研究的内容、结果、意义及前景，但要尽量避免与摘要或结论雷同。必要时可以提出研究方案，清楚地表明是如何回答问题的，适当强调论文的重要发现或贡献。

⑥ 引言中不要使用插图、列表以及公式的推导和证明。

⑦ 引言中不要包括论文的数据和结论。

6.2 引言撰写的常见问题及示例

(1) 没有突出研究意义

将研究最重要的发现、成果等放在讨论部分，读者看完引言后看不出论文的价值所在，应从一开始就让读者明白解决的问题和得到的结果、结论。

（2）引言问题阐述不清

研究问题是论文的焦点，论文的全文和研究工作围绕问题而展开；问题的提出是在引言开始部分对论文研究领域内已知内容、未知内容或疑问进行陈述的基础上而引出的本研究将要解决的问题。很多作者写作时没有陈述清楚问题所在，让读者自己去猜想、生成问题。

（3）引言缺少参考文献

下段的引言没有参考文献。引言中的参考文献可以为作者观点的论证提供依据，同时也可以帮助读者通过引用的文献了解详细的信息，因而科学地对参考文献进行标引非常重要。对于引言中重要的内容应该标注参考文献。

例 6-1　在稳定状态下，NT-proBNP 水平是 BNP 水平的 4～6 倍，作为心功能不全的指标比 BNP 更敏感。随着心功能失代偿，机体复杂的神经激素反应导致了一系列循环血液激素水平发生改变，与其他血浆激素相比，心房利钠肽（ANP）和 BNP 及它们的氨基末端同源物的血浆水平的增加与心脏结构和功能以及心血管预后的关系更密切。

（4）引言的参考文献不能支持作者论点

下例中的论点为"许多研究已经证明 NT-proBNP 与心衰患者预后有着密切的关系"，引用的例子中却是对 BNP 的描述。另外，危险分层后的"，"应为"。"，0.318 后少了个"倍"字。

例 6-2　许多研究已经证明 NT-proBNP 与心衰患者预后有着密切的关系，因此常用该指标对心衰患者进行危险分层，Miller WL 等的研究纳入 172 例纽约心功能分级为 Ⅲ、Ⅳ 的中重度心衰患者，随访发现 BNP 下降 80% 以上的人心衰入院风险为 BNP 未下降 80% 患者的 0.318（$P = 0.0315$），BNP 升高 500 ng/L 的患者死亡风险变为原来的 2.101 倍（$P = 0.0069$）[2,3]。

（5）引用的参考文献过于陈旧或忽视文献的引用

在某论文引言部分引用的 26 篇文献中，22 篇的发表时间均在 5 年以上。文献过于陈旧的原因可能有两点，一是作者在撰写论文前没有系统地进行文献检索，不了解该领域的研究现状；二是该领域的研究很少，很少有人开展此类研究。对第一类情况，会导致读者无法判断论文的研究价值以及研究依据的时效性、可靠性。对于第二类情况，应该进行简要的解释说明。

（6）首次出现的缩略语未标注全称

下例中的 DES 数次出现，并未标注全称，给读者的阅读造成一定障碍。

例 6-3 经皮冠状动脉介入治疗（Percutaneous coronary intervention，PCI）是当前治疗冠心病最有效的手段之一[6]。2016 年以来，国内外冠心病介入治疗领域成绩斐然，在 PCI 手术策略、抗凝与抗血小板治疗方法、新型 DES 的研发及冠心病介入治疗相关指南的更新等方面均取得了重大进展[7]。

7

材料与方法

材料与方法部分的目的在于让评阅人和读者了解研究所采用的具体方法。研究的结果是否可靠、结论是否可信，取决于研究所选取的材料、所采用的方法是否科学、真实、准确。同时，该部分还提供了研究是否可重复的依据，以方便其他研究者对研究结果进行验证并且在作者研究的基础上开展新的研究。此外，由于研究结果受动物的种群差异、人群的个体变异、实验条件、数据分析方法等的影响，在考察研究结果和结论的适用范围时也需要对研究的材料和方法进行具体分析。研究的类型不同，研究方法部分的撰写也有很大差别，但大体上可分为：①研究对象（人或实验动物等，包括对照组）的选择及其基本情况；②伦理学问题说明；③观测项目与指标；④研究的条件与方法；⑤使用的主要药品、试剂、仪器、设备；⑥数据处理和统计分析方法；⑦质量控制方法等几个部分。根据研究类型和对象的不同，常用的标题有"材料与方法""对象与方法""资料与方法"等。由于研究类型不同，研究者选用的材料和方法不同，本文将该部分撰写的一些要求和常见问题进行归纳总结。

7.1 材料与方法撰写的基本要求

① 内容的叙述要完整、客观、准确。对于基础研究，凡是能影响实验结果和实验重复性的因素均需要在文中进行说明。基础研究避免使用单一的研究方法，应采用科学的实验设计，在多个层面验证结果的准确性，避免由于人为因素的干扰及实验方法的不合理而影响结果的可靠性。对于公共卫生与临床医学研究，凡是能影响研究结果和研究结果适用条件和范围的因素也均需要进行说明。

② 应明确说明选择的研究对象。明确说明研究对象是什么，是人还是动物以及什么样的人和什么样的动物，还应该交代研究对象的分组方法以及样本量的估计方法。在基础研究中如所用的实验材料为实验动物，则需要说

明所用动物的名称、品种、品系、亚系、遗传背景、微生物检测结果或等级（如普通级、清洁级、SPF级、无菌级）、性别、年龄、体重、数量、来源、饲养环境和饲养条件（如饲料类型、营养水平、照明方式、温湿度等）、健康状况等。实验动物的分组应严格遵循随机和对照的原则，以保证实验数据的科学性及结果的说服力。在符合统计学要求的情况下，动物的分组设计实行动物的替代、减少、优化原则。细胞学实验应采取随机、对照分组、重复原则，避免人为因素对实验结果的干扰。在公共卫生与临床医学研究中如采用横断面研究则需要说明调查的目标人群、研究对象的抽样方法等；如采用病例对照研究则需要说明病例和对照的来源（如应交代病例是门诊患者还是住院患者）、疾病的诊断标准及研究对象的年龄、性别、数量等重要特征；如采用的是队列研究则需要说明暴露组和非暴露组的来源，暴露的测量方法，研究对象的年龄、性别、数量等重要特征；如采用的是干预试验则需要说明研究对象的具体入选标准、干预措施（如试验药物的名称、剂量、剂型、用法、疗程等）、干预和对照组的分组方法（是否随机）、采用的盲法（单盲还是双盲）及具体实施方法等。

③ 应对观测的项目和指标进行详细描述和准确说明。应详细说明项目和指标的内容、定义、观测方法和判断标准。

④ 应详细介绍实验方法和操作程序。方法的描述中对于自创的方法应详细描述方法的细节，以备他人重复；改进的方法应详述改进之处，并以参考文献的方式给出原方法的出处；原封不动使用他人的方法可以不用展开描述，而以参考文献的方式标明出处。

⑤ 对于所用的主要仪器设备应说明仪器设备的名称、生产厂家、规格、型号。

⑥ 对于所用的药品、试剂应详细说明名称、生产厂家、生产时间和批号以及所用的纯度、剂量等信息。药品、试剂名称采用国际通用名，不使用商品名；自制试剂需说明制备过程和纯度的检验情况，以备重复验证。

⑦ 应简要介绍所采用的统计分析方法及其选择的依据。根据研究对象和目的，选用正确的统计学方法，如 t 检验、方差分析、卡方检验等，并在文中说明所用的统计分析方法、统计学软件的名称及版本号、显著性的判断方法等，以便有专业知识的读者能够通过原始数据检验所报告的结果。

⑧ 结构要严谨、文字要简洁规范。在注意内容完整准确的同时还应进行归纳总结，剔出重复性的过程和内容，避免写成实验记录。

⑨ 要注意研究中所涉及的伦理学问题。对于以人为对象的研究，应交代研究是否经过伦理委员会审查与批准，参与的研究对象是否"知情同意"。

对于以动物为对象的研究，如涉及伦理问题，也应进行动物伦理审批并在论文中进行描述。

⑩ 对研究中采用的质量控制措施应进行交代。由于研究的结果受受试者生理或精神状态，实验所用的仪器、设备、试剂，温度，时间以及观察者等诸多因素的影响，为了保证研究结果的可靠性，需要对可能影响研究结果的因素进行评估并采取相应的质量控制措施，如对参与研究人员进行培训、对实验仪器进行校正、选择同批次的试剂、控制室温、数据的两遍录入并且比较及逻辑核对等。对于研究过程的不同阶段中采取的各项质量控制措施，也应在材料和方法部分进行交代。

7.2 材料与方法部分的常见问题及示例

7.2.1 基础医学研究论文中的常见问题及示例

(1) 研究对象、实验试剂及仪器的信息描述不全面

① 实验动物相关资料描述不全面。当研究对象为实验动物时，应详细说明动物来源、雌雄、体重、年龄和喂养条件等。目前部分学位论文相关资料描述不完整，尤其是对喂养条件的介绍。

例 7-1 实验动物：C57BL/6J小鼠，7只，雄性，8周龄，SPF/UAF级；ApoE$^{-/-}$小鼠，35只，雄性，8周龄，SPF级，购自北京维通利华实验动物技术有限公司。

在该项研究中，对于实验动物的体重和喂养条件没有说明，应进行补充。

② 细胞学实验中，未写明细胞的全称及来源。如下例中存在的问题：细胞名称不全，应改为人胚肾细胞（HEK293T细胞系）。另外，实验所用细胞应注明是分离培养，还是从公司购买，若从公司购买应注明生产厂家。即使细胞为他人赠予，也应写明细胞的来源公司。

例 7-2 本实验所用细胞为293T细胞系，由中国医学科学院阜外医院龙村课题组吕琳赠予。

③ 实验所用试剂的信息不完整。在论文材料方法中，试剂货号和生产厂家是关于实验能否重复验证的重要信息。下例中未提供碧云天BCA蛋白浓度测定试剂盒的货号和生产厂家，应进行补充。

例 7-3 蛋白质定量分析：应用碧云天BCA蛋白浓度测定试剂盒进行总蛋白的定量分析。

④ 实验中使用仪器未注明厂家和型号。如下例未给出酶标仪的全称、厂家和型号，应进行补充。

例 7-4 所有孔内加入 0.4 mol/L 氢氧化钠（NaOH）溶液 250 μL，混匀后室温放置 5min，用酶标仪在波长 450nm 处测定吸光度。

⑤ 生物信息预测分析工具未注明版本号和网站链接。如下例中论文中使用的在线工具应注明详细链接网址。

例 7-5 本研究使用 TargetScan 在线工具对 UBC9 mRNA 序列进行分析，预测其与 miR-200c 的调节关系，并确定实验所需的结合位点。

⑥ 分子生物学实验中核苷酸序列的信息不完整。如下例表 2-7-1 中未注明引物的方向，应在每一条序列的左侧标注 "5′"，右侧标注 "3′"。

例 7-6 扩增目的片段引物列表

目的片段		引物序列
rs4977574	上游	GGGTTATGGGAAATGCCATG
	下游	TTGCTGAAGGGACTCAATGAGAG
rs4977574Y	上游	GGGTACATCAAATGCATTCTATAGC

表 2-7-1　扩增目的片段引物列表

(2) 实验方法描述存在的问题

① 实验方法和步骤的描述不完整。在描述实验方法和步骤时，应注意完整、客观、准确，以便进行重复验证。如下例未详细描述 "糖氧剥夺损伤" 实验的方法，应补充具体实验步骤。

例 7-7 深低温糖氧剥夺组（18℃ OGD group）：实验细胞用 PBS 清洗 3 次后，在 18℃ 环境中进行糖氧剥夺损伤。

② 缺少试剂的配制方法和步骤。在实验方法的描述中，缺少试剂的配制方法和步骤，可能造成实验无法重复验证。如下例未写明标准品和各试剂工作液配置的方法和步骤，应进行补充。

例 7-8 根据 ELISA 试剂盒提供的说明书配制标准品和各试剂工作液。

③ 实验方法涉及的参考文献标注不清楚。使用他人的实验方法时，可以不用展开描述，而以参考文献的方式标明出处。如下例在描述 "参考既往文献" 时，未注明参考文献的出处。

例 7-9 参考既往文献，选取心梗后心衰对照组（$N=3$）和心梗后心衰迷走神经刺激组（$N=7$）大鼠的梗死边缘区心肌组织，取出保存于液氮中的组织块，黄豆大小，迅速移入装有液氮的研磨器中粉碎。

④ 时间单位书写不规范、不一致。在同一篇论文中，中文的时间单位"分钟""秒"和英文的时间单位"minutes""seconds"混用。如下例中英文单位存在混用现象，建议论文中统一使用中文单位或英文单位。

例 7-10 反应条件：96℃ 1 分钟；96℃ 10 秒，52℃ 10 秒，60℃ 4 分钟，25 个循环；4℃ 保持。第 29 页，反应条件：94℃ for 30 seconds；94℃ for 5 seconds；52℃ for 5 seconds；80℃ for 5 seconds；GoTOⅢ，4 more times；GOTO，39 more times；72℃ for 3 minutes；4℃ forever 启动 PCR 仪进行单碱基延伸反应。

⑤ 数字与英文单位之间无空格。如下例中数字与英文单位之间无空格，正确的写法：应改为 12 ml Hank's 液；2250 g 低温离心 10 min。

例 7-11 加入 12mlHank's 液，均匀悬浮细胞后，2250g 低温离心 10min，弃去上清液，再重复一次。

7.2.2 公共卫生与临床医学研究论文中的常见问题及示例

(1) 研究对象及所选用的研究设计类型交代不明确，缺少样本量的确定依据

如下例中的研究，在该研究中对于对照的来源（是来自于医院的患者，还是来自于社区的患者，是门诊患者还是住院患者）和研究对象的选取时间没有说明。而且，研究的样本量明显偏小，文中只交代了选取的样本例数，并未交代样本量的确定依据。

例 7-12 研究对象：选取经过心肺运动精准客观定量整体功能评估，接受我们团队整体方案管理的慢病（糖、脂、压异常为主）病人 11 例，其中男 8 例，女 3 例，年龄 38～67 岁，身高 159～185cm，体质量 64～90kg；设立正常人（未有明确疾病诊断或服用药物）对照组 8 例，其中男 3 例，女 5 例，年龄 25～34 岁，身高 157～172cm，体质量 43～67kg。在进行正常人和高血压病人静息及个体化精准恒定功率运动前后脉搏波异同分析时，选择病人中 7 例有明确高血压诊断者（参加结果表 1 中 2 号、4 号、5 号、8 号、9 号、10 号、11 号病人）进行分析，排除正常人中 1 例疑似高血压者。

(2) 缺少测量指标和结果的判定标准

如下例，在论文的结果部分提到了生存率以及急性肾功能衰竭、先天性心脏病、心源性休克、脓毒血症、心律失常等指标，然而在材料与方法部分并没有对这些指标的定义及判定标准进行描述。

例 7-13 表 1 比较了两组患者的基本情况。组 1 患者 58 人，组 2 患者 263 人，两组平均年龄（1.7 个月 vs 5.6 个月，$P = 0.03$）以及平均体重

（3.7kg vs. 6.0 kg，$P=0.02$）具有统计学差异，组 1 生存率为 43.1%，组 2 生存率为 52.5%，两组间不具有统计学差异（$P=0.196$）。在进行 EMO 支持前诊断有急性肾功能衰竭（11 vs. 13，$P=0.001$）、先天性心脏病（44 vs. 152，$P=0.011$）、心源性休克（21 vs. 19，$P<0.001$）患者的比例明显下降。其他诊断如脓毒血症、心律失常以及脑血管疾病等两组无统计学差异。

（3）选用的统计学分析方法不正确

如下例的描述中，对于切迹出现率的分析采用的是卡方检验，但是由于样本量较小，病例组和对照组仅有 11 例和 8 例研究对象，不符合卡方检验的应用条件（总例数≥40 和最小理论频数≥5），应该选用 Fisher 精确概率检验进行分析。而且，计算相对数时分母的例数不应该太少，例数少时计算结果的误差较大，此时使用绝对数表示较好。同时，文中前后表示 P 值用的符号不同，一个用斜体大写，一个用斜体小写，也不符合规范的要求。

例 7-14 统计学分析部分描述：所有试验采集的血压数据均采用 SPSS（22.0 版）和 EXCEL（2016）软件进行统计学处理。静息及运动后状态正常组同高血压组各指标比较用独立样本 t 检验进行比较，运动前、后不同时刻同指标比较采用重复测量方差分析，组内两两比较采用 Least-Significant Difference（LSD），切迹出现率的比较用卡方检验，$P<0.05$ 差异有统计学意义。计量资料用（$\bar{x}\pm s$）表示。

结果部分描述：运动前，脉搏波图形 11 例慢病病人有 6 例有切迹出现（55%），其中 1 例 5s 时间窗里 5 个波中有 4 个有切迹；其余 5 例中 2 例脉搏波呈平台，3 例既无平台，也无切迹。8 例正常人全部有切迹出现（100%），其中 1 例 5s 时间窗里 5 个波中有 3 个有切迹。病人脉搏波切迹出现率明显低于正常人（$p=0.01$）。

8

结　果

　　结果是论文的核心部分，是讨论和结论的依据，是体现研究价值最重要的部分。结果是指实验所得数据、观察记录经过综合分析和统计学处理的结果，不是原始数据，也不是原始记录。结果部分的组织是研究者逻辑思维过程的体现，不是结果的简单堆砌，更不是凑数。结果部分的每一张图表的前后顺序排列体现了科研的客观规律以及科研设计的思路。为了体现研究生训练的系统性，学位论文的结果部分比一般的期刊论文内容更丰富、更详尽，通常结果部分的篇幅占全文的四分之一。在结果部分可以描述各种内容的细节，可以在一个大的研究方向下出现 2 个或更多的主题，通过小标题将结果进行分类展示，同时，针对引言部分提出的科学问题进行分段阐述。

8.1　结果部分撰写的基本要求

　　① 结果的叙述要层次清楚、组织严密、逻辑严谨。应根据研究顺序或逻辑顺序将结果分为若干节，冠以恰当的标题进行描述。

　　② 结果的描述应有依据，要在具体数据和原始资料的基础上进行分析和描述。避免不提供数据和资料图片，而仅使用诸如"个别""大多数""升高""下降""异常"等来描述研究结果。在以数据反映结果时，应注意不能只描述导数（如百分数），还应同时给出据以计算导数的绝对数。同时，对数据应进行归类和精简，避免冗长无用的数据混淆视听。

　　③ 在原始结果的基础上，客观地加以分析、如实进行报道。不论研究结果阴性或阳性、肯定或否定、达到或没达到预期目标，只要方法可靠、数据无误都应如实报道，应包括研究的全部内容，不应有意无意地加以挑选。

　　④ 要有必要的分析或统计学处理。结果部分不是简单地罗列原始记录，而应根据研究的目的，将原始数据和资料进行整理、总结、归纳分析以及必

要的统计学处理，找出有价值的信息，按逻辑顺序以适当的文字和图表形式进行描述。在描述统计分析的结果时，如果是抽样研究，应给出参数的可信区间；如进行假设检验，不能只描述显著和不显著，还应给出具体的统计量和精确 P 值，如 $t = 1.25$，$P = 0.211$。对于统计分析方法的描述要准确，要正确运用统计学术语和解释统计指标。

⑤ 通常结果部分只客观地描述结果，不描述研究结果的潜在意义、可能机制以及与他人结果的比较等，这些内容应在讨论部分进行讨论。

⑥ 规范地使用图和表，图、表、文字内容互不重复。图和表是学位论文的重要组成部分，精心设计的图表能够直观形象地展示研究结果，起到文字叙述难以达到的效果。科技论文中图表的使用有特定的规范和约定俗成的要求，学位论文写作时也要遵循这些规范和要求。在学位论文的写作中，应正确、规范地使用图表来表述研究结果。凡是能用简短文字叙述清楚的不用图或表表示；图和表的设计应合理，按在文中出现的顺序进行编号。图和表应具有独立性和自明性，标题应该简明、贴切，具有特指性。注释应该简洁明了。对于图表中出现的缩略语或符号的含义一般按照在图表中出现的位置从左到右、从上到下予以解释。表格一般应采用"三线表"，即顶线、表头线和底线，必要时也可加辅助线。表中数据应完整、无缺项，同类数据的有效数字、计量单位应相同。在使用患者或组织的照片、影像学检查图、仪器扫描记录图及实验记录（如凝胶电泳图、分光光密度图等）时应遵从图片规范处理的原则和标准。在使用统计图时应根据资料的性质和数据的特点选择合适类型的图形，同时注意图形的组成要素要完整、标注要规范。地图插图应维护国家的统一、主权和领土完整，维护民族尊严和民族团结，体现我国的外交政策和立场，保障国家安全和利益。地图插图应符合 GB/T 19996—2017 的相关规定。

⑦ 采用国家法定的计量和单位。对于论文中使用的量和单位，应严格执行国家标准，不使用已经被废除的量名称和非法定单位以及非标准单位符号。

8.2 结果部分的常见问题及示例

(1) 表中未列出具体的统计学数值（如 t 值、卡方值、P 值等）

进行组间的比较，要进行统计学分析，在表格中应列出具体的统计学数值（如 t 值、卡方值、P 值等）。在表 2-8-1 的例子中，缺少统计学数值的展示。

表 2-8-1 两组患者一般资料比较

项目		对照组(118 例)	试验组(336 例)
生命体征	体温(℃)	36.27±0.31	36.26±0.29
	心率(次/分)	68.74±9.39	71.16±9.83
	呼吸(次/分)	19.53±1.42	19.70±1.70
	收缩压(mmHg)	131.42±11.69	129.38±11.13
	舒张压(mmHg)	81.52±8.94	79.76±8.61
前 2 周内用药史	无,n(%)	20(16.95%)	58(17.26%)
	有,n(%)	98(83.05%)	278(82.74%)
硝酸甘油史	无,n(%)	47(39.83%)	108(32.14%)
	有,n(%)	71(60.17%)	228(67.86%)
心绞痛程度分级	Ⅰ,n(%)	34(28.81%)	92(27.38%)
	Ⅱ,n(%)	70(59.32%)	218(64.88%)
	Ⅲ,n(%)	14(11.87%)	26(7.74%)
病例类型	心功能不全,n(%)	11(9.32%)	42(12.50%)
	既往心梗史,n(%)	52(44.07%)	143(42.56%)
	心律失常,n(%)	12(10.17%)	41(12.20%)
	其他,n(%)	43(36.44%)	110(32.74%)

(2) 只凭数字大小下结论

下例中对于收缩压（SBP）、舒张压（DBP）、舒张压变异（DBPV）随 NT-proBNP 含量的变化趋势描述应进行趋势检验后确定，不能只凭数字大小下结论。案例中选用的组间方差分析只能说明组间有差别而不能说明有变化趋势。

例 8-1 研究对象按血清 NT-proBNP 含量的四分位分为 4 组，每组 18 名，各 NT-proBNP 水平组间性别、高血压病史、NYHA 分级、昼夜节律分布差别无统计学意义，年龄、BMI、收缩压变异（SBPV）、心率、心率变异性和血压晨峰的组间差别也无统计学意义。收缩压（SBP）、舒张压（DBP）、舒张压变异（DBPV）在各组间的差别具有统计学意义（$P<0.05$），且均随着 NT-proBNP 水平的升高而降低，其中 SBP 在 Q1～Q4 组中分别为（127.50±15.27）mmHg、（122.11±14.92）mmHg、（115.78±11.56）mmHg 和（111.06±12.27）mmHg，DBP 分别为（79.89±9.70）mmHg、（78.72±8.20）mmHg、（75.56±7.09）mmHg 和（69.72±7.88）mmHg，DBPV 分别为（8.84±2.59）mmHg、（8.24±2.33）mmHg、（7.82±1.90）mmHg 和（7.26±1.81）mmHg。

（3）统计学方法与描述的结果不一致

如"简单线性回归分析表明，HbAlc 水平与 SYNTAX 积分存在相关性（$r=0.207$，$P<0.001$）"在此句的描述中，运用的统计学方法是简单线性回归分析，结果描述的却是相关系数，说明作者将回归分析和相关分析混为一谈，很难让读者相信研究结果的正确性。

（4）图表的使用不规范

论文中的表格应采用三线表，表格应具有自明性。在表 2-8-2 中，除了表格的顶线、表头线和底线外还有其他线条；表格的注释过于简单，对于 X、SD、R 值、K 值、angel、MA 值的意义应在表格的注释中加以说明；对于表格中的统计分析最好给出统计量的数值。

表 2-8-2　先心病术后 TEG 参数结果及组间比较

	紫绀组（$n=198$）			非紫绀组（$n=463$）			P 值*
	<1 岁（$n=90$）	1~3 岁（$n=45$）	≥3 岁（$n=63$）	<1 岁（$n=157$）	1~3 岁（$n=144$）	≥3 岁（$n=162$）	
R 值（min）	6.75± 0.19	5.77± 0.26	6.03± 0.19	6.6± 0.15	5.74± 0.12	5.58± 0.11	0.015
K 值（min）	2.36± 0.1	2.52± 0.17	2.62± 0.26	2.3± 0.09	2.07± 0.05	1.86± 0.04	0.000
angel（°）	59.06± 1.03	59.8± 1.56	59.45± 1.6	60.01± 0.66	62± 0.52	64.53± 0.41	0.001
MA 值（mm）	49.43± 0.95	49.45± 1.34	50.57± 1.25	49.2± 0.63	49.69± 0.69	52.48± 0.43	0.336

注：*，P 值为紫绀组和非紫绀组组间比较统计学分析值。

（5）在结果中对数据进行讨论和分析

在此例中，最后一句"我们认为这类表达改变一致的 IncRNA 是通过调控心肌纤维化来参与肥厚型心肌病疾病进程中，可以进一步地深入研究其作用机制"是对数据进行讨论分析。对数据的讨论和分析应放在讨论部分进行。

例 8-2　为了探讨参与心肌纤维化的 IncRNA 在肥厚型心肌病进程中所起的作用，我们把肥厚型心肌病心肌组织转录组测序得到的 2206 条 IncRNA，与人心室肌成纤维细胞转录组测序得到的 IncRNA 取交集，有 1462 条 IncRNA 在心肌组织中表达,同时在人心肌成纤维细胞中检测到有表达。其中组间差异显著($P < 0.05$)的 lncRNA 有 134 条,在肥厚型心肌病疾病状态下与体外诱导心肌成纤维细胞增殖状态下表达改变一致的有 55 条 lncRNA,其中表达下调的 24 条(见表 9),表达上调的 31 条(见表 10)。我们认为这类表达改变一致的 lncRNA 是通过调控心肌纤维化来参与肥厚型心肌病疾病进程中,可以进一步地深入研究其作用机制。

9

讨 论

与论文的引言、方法和结果相比，讨论部分的撰写比较自由，作者可以根据自己掌握的知识和对研究问题的认识自由发挥，因而最能体现作者理论知识水平和逻辑思维能力，能反映作者研究问题的深度和广度，但同时也是最难写的部分。通过讨论，作者可以根据研究的结果，归纳其内在联系，并通过与历史的、横向的、国内外的相关研究结果对比，将全部资料进行综合分析，从而展示研究结果的科学意义和重要价值，提出自己的研究观点和独到的见解。讨论中要突出自己研究的创新之处，尤其是对前人研究的突破。讨论写得好，可以提高论文的可读性和吸引力，使读者充分认识到研究工作的重要性和贡献，给读者以深刻的启发和引导。

9.1 讨论的内容

一般来说，讨论的内容要求明确以下几点：

① 与引言前后呼应，归纳、总结研究的主要发现，验证论文引言中提出的假说是否正确、研究的目标是否达到。

② 从研究方法的科学性、研究材料和研究对象的客观真实性、研究样本的代表性及数量的充分性等方面出发，对本研究较以往国内外同类研究的优越之处和不足之处、为什么会得出不同于其他研究者的结论的原因等进行讨论。写作中重点突出本研究的新发现和本研究的创新之处，对于能够体现研究独特性和创新性、其他研究中没有的结果应该重点讨论，而对于和前人研究一致的结果应该一笔带过而无需深入讨论。

③ 通过与国内外相关的研究对比，阐述研究结果的可能机制、理论价值与实际意义。即研究结果在理论上有何价值？是否支持或反驳现有的理论或建议现有的理论应进行修改或扩充？有何指导作用？有无实际的应用价值？如有，有哪些应用价值？有何经济效益和社会效益等。

④ 指出本研究本身的设计、实验手段或实施过程或结果分析等的局限

性，可能存在的偏倚及其控制措施，以利于读者科学地评价研究的结果。

⑤ 今后进一步研究的方向与设想，在已取得成绩的基础上提出目前研究的不足、今后努力的方向及有待进一步解决的问题。

9.2 讨论部分的写作要求

① 讨论的目的要明确，不可无的放矢。讨论的目的是通过对本研究的结果进行分析得出研究的结论，强调自己研究的价值和创新性，让读者能够清晰地知道研究者做出了什么成绩，是对结果部分重要信息的提炼和升华，因而应该重点阐明本研究目的，方法，结果，观点中独创性、独到性的内容。避免单纯罗列文献，缺乏自己的观点或分析论证，切忌对研究结果的简单重复。

② 以本研究结果为出发点提出论点，不可泛泛而谈。讨论要以自己的研究结果为基础去提出自己的观点，不可离开本研究的资料和数据泛泛而谈，离开本研究所做工作的讨论就如无本之木、无源之水，所提出的观点也就成了空中楼阁。但也应注意讨论部分引用结果的目的在于对结果进行深入的讨论、分析、升华和提高，不要简单重复结果部分的叙述。

③ 论证要有依据，不能主观臆测。讨论部分在论证自己的观点时要给出依据，可以引用自己的结果、自己以前的研究发现以及国内外其他研究成果作为自己的论据，但不能主观臆测，一说了之。比较常见的是研究结果没有达到统计学显著性水平时作者常常用"可能与样本量不足有关来解释"，作者往往没有事先对样本量进行估算，对究竟需要多大样本量并不清楚，这种说法只是一种主观的推测，没有依据。

④ 论证要有逻辑性，不能随意假设，任意推论。论证自己的观点时要正确运用各种推理方法，注意论据与论点之间的内在联系，严格遵循逻辑规律，不可违反规律，任意推论。

⑤ 论证要全面，不能报喜不报忧。在引用证据证明自己的观点时，不仅要引用支持自己观点的证据，还应注意收集相反的证据，分析可能的原因，防止得出片面甚至错误的结论。

⑥ 讨论要实事求是，不能随意夸大。讨论本研究的方法、结果等应与过去的研究进行比较，客观地评价本研究与国内外既往研究的异同和优劣之处，要避免不做具体分析就宣称本文结果"填补了国内空白""国内领先""取得了创新性成果""达到了国际先进水平"，同时也要切忌将自己的缺陷掩盖起来。

⑦ 要正确引用参考文献，避免转引。引用文献前一定要阅读参考文献的原文，准确理解作者的原意，不能为了图省事而间接转引他人文献中的内容，防止出现以讹传讹的错误。引用参考文献还应注意过度引用的问题，最好是在准确理解作者原意的基础上用自己的语言表述作者的观点，作为自己的论据，避免大段照抄原文。

9.3　讨论部分的常见问题及示例

上述针对讨论部分写作的一些要求，是在总结论文写作中经常出现的一些问题的基础上提出来的，在学位论文的写作中，我们经常会见到违反上述要求而出现的一些具体的问题，如：

（1）**缺少分析论证，单纯罗列文献**

罗列大量文献却没有结合自己的观点和研究结果进行认真的分析、总结。如以"对于血管病变复杂的冠心病合并糖尿病的患者的长期预后有许多大型的临床研究"作为讨论部分段落的开头。该句作为段落开头意在列举相关的文献，段落中没有自己的观点，也就无从进行论证分析。

（2）**缺乏自己的观点，甚至用自己的结果去验证别人的结论**

在讨论中经常见到这样的句子："本研究结果与某某的结果一致""与某报道类似""我们的研究结果与这些结果类似"。在使用这些句子时应当注意，我们首先应该有自己的观点，引用其他研究结果的目的在于通过对比分析来论证我们的结论，而不是在没有自己观点的情况下，用自己的数据去验证他人的结论，完全体现不出自己研究的创新性。

10
结　论

　　学位论文的结论是论文正文重要的组成部分，是整篇论文的总论点，不可或缺。结论是从整篇论文的全部材料出发，通过推理、判断、归纳、提炼等过程，凝练出的论文的学术观点，是对研究成果的进一步升华和提高。结论不同于研究结果，不是研究结果的简单重复。结论反映的是作者对于研究整体的更深层次的理解，应着重反映研究结果的理论价值、实用价值及其适用范围，并可提出现有研究的缺陷、为下一步工作给出建议和展望，也可指出待解决的关键性问题和进一步的研究设想。

10.1　结论的内容

　　结论的写作一般应包括以下内容：
　　① 本文的研究结果说明了什么问题，即研究结果所揭示的原理及其普遍性。
　　② 在实际应用上的意义和作用。
　　③ 与前人的研究有哪些异同，对前人的看法做了哪些修正、补充和发展。
　　④ 本文研究的不足之处或遗留问题，以及解决这些问题的可能方向和关键点。
　　并不是所有的结论都需具备上述内容，结论的内容视具体情况可有不同，但第一点应是必不可少的。

10.2　结论的写作要求

　　① 语言要严谨、精炼、准确、高度概括，不能模棱两可、含糊其词，不能用"大概""或许""可能"等词语，以免有似是而非的感觉，使读者对研究的真实性和科学性产生疑虑。

② 结论要有依据和合乎逻辑。凡肯定或否定一个观点，都要有依据，要基于实验、观测的结果进行判断、推理，不要做无根据和不合逻辑的推理进而得出无根据和不合逻辑的结论。

③ 结论应该层次分明、条理清楚。内容较多时可以分条来写，可以按照重要性依次排列、分项编号列出。

④ 结论应与引言相呼应，在引言中提出的问题，在结论中应有解答，但应避免与引言或摘要雷同。

⑤ 结论不是结果，不能简单地重复结果。不要将结论写成摘要、标题、正文中各部分及实验或观测结果的小结，也不能简单地重复这些部分中的句子。

⑥ 结论中可以对研究的理论意义和实用价值进行恰如其分的评价，但不可夸大其词、自鸣得意，也不可过度谦虚、谨小慎微，要避免使用诸如"本研究具有国际先进水平""本研究结果属国内首创""本研究结果填补了国内空白"等语句来做自我评价。

⑦ 结论要掌握好分寸。证据不足时不要妄下结论，对尚不能完全肯定的内容叙述时要留有余地，不要轻率地否定或批评他人的结论，更不能借故贬低别人。

⑧ 结论的字数应根据论文的内容和表达来确定。不要为了凑字数而叙述一些不重要或与本研究没有密切联系的内容。

10.3 结论写作中的常见问题及示例

(1) 语言文字不规范

结论是研究的总论点，对论文有画龙点睛的作用，要求语言严谨、精炼、准确，语言文字不规范则会给读者以研究质量低劣的印象。

例 10-1 综上所述，住院糖尿病比例飞升增长，非内分泌科糖尿病患病率升高。DKD 患病率逐年增长，24.3％的糖尿病患者合并 DKD，5096 的 ESRD 由 DKD 发展而来，造成大量医疗消耗，而控制好血压、血糖、血脂等能延缓肾脏病进展，降低其他并发症及合并症风险。

在该例中，"住院糖尿病""非内分泌科糖尿病""飞升增长""医疗消耗"等用词和词语搭配明显不符合汉语的语言规范和习惯。

(2) 结论模棱两可，出现"可能"等词语

如一篇论文的结论"相比于老年房颤患者，年轻患者行首次房颤射频消融术时安全性更高，但有效性偏低。应用压力导管消融可能提高消融成

功率"。

（3）论文正文缺少结论部分

结论作为论文的重要组成部分，然而有些论文没有结论部分。这种现象
应该尽量避免。

11

参考文献

参考文献是学位论文的一个重要组成部分。按照《信息与文献　参考文献著录规则》（GB/T 7714—2015）的定义，参考文献是指"对一个信息资源或其中一部分进行准确和详细著录的数据，位于文末或文中的信息源"。在学位论文写作中，凡是引用他人的观点、数据、公式、图表等，都要在正文中出现的地方标明，并在文末列出参考文献列表。参考文献一方面为作者的研究工作和论证过程提供了依据，为读者提供了解相关领域研究现状的信息来源，另一方面也是尊重他人知识产权、执行《著作权法》的具体体现。

11.1　参考文献的著录要求

① 采用标准的著录格式。参考文献的著录应按照有关规范的要求进行。学位论文的编排格式应符合国家标准《信息与文献　参考文献著录规则》（GB/T 7714—2015）的要求。《北京协和医学院博士、硕士学位论文规范》对参考文献著录采用的是国家标准《文后参考文献著录规则》（GB 7714—87）的要求，由于该标准已被《信息与文献　参考文献著录规则》（GB/T 7714—2015）替代，在进行参考文献著录时应按照最新的规则进行著录。参考文献的标注方法有顺序编码制和著者-出版年制等多种形式，目前北京协和医学院的学位论文中采用的是顺序编码制，即按正文中引用的文献出现的先后顺序连续编码，序号用方括号（"［］"）括起来置于文中提及的文献著者、引文或叙述文字的右上角。

② 采用顺序编码制标注文献如遇到同一处引用多篇文献时，将文献序号在方括号中全部列出，序号间以"，"进行分割；当序号为连续序号时，序号间标注起止号（"-"）。多次引用同一著者的同一文献时，在正文中标注首次引用的文献序号，以后各处均用这同一个序号；如需标注引文页码，可把页码标注在方括号后边。如张教授等[5]16-18 研究认为……

③ 只著录公开发表的文献。保密或内部刊物等不作为参考文献列出，一般不引用转引文献（二次文献），尽量避免用摘要作为参考文献。

④ 引用的论点必须准确无误。引用参考文献时要求作者"亲自阅读文献"、核实原文作者观点，避免断章取义和以讹传讹。

⑤ 应实事求是地选用与本文研究相关的、目前国内外最新的参考文献，最好是近5～10年内的文献，避免引用过于陈旧的文献。

⑥ 对于不是本文的研究成果、同时又涉及他人知识产权的内容，都应明确标出文献。

⑦ 参考文献表应置于正文后，并另起页。

11.2 顺序编码制各类参考文献的著录格式及示例

（1）期刊文献

格式：

［序号］主要责任者.题名［J］.期刊名，年，卷（期）：起止页码.

举例：

［1］孙希鹏，诸国华，李静，等.血清总胆红素对老年女性 ST 段抬高型心肌梗死患者介入术后造影剂肾病的预测价值［J］.中华老年心脑血管病杂志，2020，22（05）：456-459.

［2］秦明照.关注女性心血管疾病的特殊性［J］.中华老年心脑血管病杂志，2020，22（05）：449-451.

［3］Chen X，Jin C，Xie L，et al.LCZ696 and preservation of renal function in heart failure：A meta-analysis of 6 randomized trials［J］.Rev Cardiovasc Med，2020，21（1）：113-118.

（2）专著（普通图书）

格式：

［序号］主要责任者.书名［M］.出版地：出版者，出版年：起止页码.

举例：

［1］张学军.医学科研论文撰写与发表［M］.北京：人民卫生出版社，2014：109-118.

（3）专著中的析出文献

格式：

［序号］析出文献主要责任者.析出文献题名［M］.//专著主要责任者.

专著题名.版本项.出版地：出版者，出版年：析出文献的起止页码.

举例：

[1] 杨国君.高血压患者抗血小板治疗策略［M］//王增武，王文，吴兆苏.基层高血压诊疗知识汇编.北京：中国协和医科大学出版社，2014：94-97.

(4) 报纸中的析出文献

格式：

［序号］主要责任者.题名［N］.报纸名，出版日期（版次）.

举例：

[1] 谢希德.创造学习的思路［N］.人民日报，1998-12-25（10）.

(5) 论文集、会议录

格式：

［序号］主要责任者.题名［C 或 G］.出版地：出版者，出版年.

举例：

[1] 首届中国水文化论坛组委会.首届中国水文化论坛优秀论文集［C］.北京：中国水利水电出版社，2009.

(6) 报告

格式：

［序号］主要责任者.题名［R］.出版地：出版者，出版年.

举例：

[1] World Health Organization. Factors regulating the immune response：Report of WHO Scientific Group［R］. Geneva：WHO，1970.

(7) 标准文献

格式：

［序号］主要责任者.标准名称：标准号［S］.出版地：出版者，出版年：起止页码.

举例：

[1] 全国信息与文献标准化技术委员会.文献著录：第 4 部分 非书资料：GB/T 3972.4—2009［S］.北京：中国标准出版社，2010：3.

(8) 专利文献

格式：

［序号］专利申请者或所有者.专利题名：专利号［文献类型标志］.公告日期或公开日期［引用日期］.获取和访问路径.

举例：

[1] 谢晓艳.一种内科护理用呼吸器：CN203663199U [P]. 2014-06-25.

（9）电子资源（不包括电子专著、电子连续出版物、电子学位论文、电子专利）

格式：

[序号] 主要责任者.题名［文献类型标志/文献载体标志].出版地：出版者，出版年（发表或更新日期）[引用日期].获取和访问路径.

举例：

[1] 萧钰.出版业信息化迈入快车道［EB/OL］.（2001-12-19）［2002-04-15］. http：www. creader. com/news. 20011219/200112190019. html.

注：文献作者小于 3 个，全部著录；大于 3 个，著录时保留前 3 个，其余用"等"（外文用"et al"）代替。外国作者采用姓在前、名取首字母置后的方式著录。更多的著录格式和实例请参见国家标准《信息与文献　参考文献著录规则》（GB/T 7714—2015）。

11.3　参考文献著录的常见问题及示例

（1）著录格式不规范

如例 11-1 的著录，等前要加"，"，另外在此例中还有著录项不全的问题，卷期后要加页码。例 11-2 中两条参考文献的终止页码格式不统一，应该标注完整的页码，后一篇文献的期刊年份前包含月份，应当去掉，年份后用逗号。此外，例 11-1 和例 11-2 中的文献类型标志"［J］"应位于题名后的"."之前。此类错误在研究生学位论文中非常常见，为了减少此类错误，可以使用参考文献管理软件。参考文献管理软件可以非常方便地查找到使用需要的文献、自动生成所需的格式，并可以很方便地增加、删除参考文献，变更参考文献的顺序。常用的参考文献管理软件有 EndNote、Mendeley、Zotero、JabRef、NoteExpress 等。读者可以根据自己的实际情况选用合适的参考文献管理软件。

例 11-1

[10] 姚宏伟，张志鹏，田茂霖等.经肛全直肠系膜切除术治疗直肠癌的发展与前景.[J] 国际外科学杂志，2016，43（8）.

例 11-2

[21] Tuech JJ，Karoui M，Lelong B，et a1. A step toward NOTES total mesorectal excision for rectal cancer：endoscopi ctransanal proctectomy.

［J］Ann Surg，2015，261（2）：228-233.

[22] DeijeneL，Velthuis S，Tsai A，et al. COLOR Ⅲ：a multicentre-randomised clinical trial comparing transanal TME versus laparoscopic TME for mid and low rectal cancer. ［J］Surg Endosc. 2016 Aug；30（8）：3210-5.

（2）参考文献过于陈旧

在某篇论文引用的 21 篇参考文献中，5 年以上的文献 18 篇，占 85％。

（3）引用的文献为中文文献，而在参考文献列表中翻译为英文列出

例 11-3

[34] Yu SB，Zhao Q Y，Cui H Y，et al. Investigation on the prevalence and related factors of medicinal therapy in patients with chronic systolic heart failure ［J］. Zhonghua Liu Xing Bing Xue Za Zhi，2012，33（2）：229-233.

12
文献综述

　　文献综述作为学位论文的一个组成部分，一般放在正文之后，自成一体。在研究问题确定之后，需要对国内外相关的研究进行系统检索、整理、归类、分析和总结，展示论文研究所处的大背景和研究要解决的问题，这就是学位论文的文献综述。文献综述的内容与引言部分相近，主要内容也包括研究背景、研究现况的分析，即从研究问题的价值和意义出发，通过对国内外经典和最新文献的叙述和评论，描述该领域的历史和现状、研究方法、研究成果、存在的问题和发展趋势，使自己的研究建立在前人的研究基础之上，同时也证明自己研究的贡献，但文献综述与引言相比，其内容更丰富、更翔实。文献综述可以帮助研究者理清本领域的最新研究动态和研究前沿，找准有价值的研究主题，也有助于论文评阅人和读者了解研究的价值，评判作者分析问题、解决问题的能力。研究者要想做好研究课题、写好学位论文，必须从先扎扎实实做好文献综述工作。

12.1　文献综述的撰写要求

　　① 要抓住重点，围绕论文的研究问题进行综述。通过综述要清楚地交代该研究领域已经解决了什么问题，还有什么问题有待进一步去探讨、去解决，解决这些问题有什么学术价值，从而突出学位论文研究选题的依据和意义。不能为凑字数而漫无边际的什么都写。还应注意文献综述不是科普，不要大量书写已有定论的常识或教科书早已阐明的内容。

　　② 要综而有述，对文献进行归纳分析，不能简单地罗列文献。综述不是文献材料的堆砌，而是要对收集的文献材料进行归纳整理、综合分析，根据文献之间的关系围绕论点进行文献的筛选和总结，使文献资料更加精炼、明确、层次分明、有逻辑性，同时对各家学说、观点进行评述，解释各项研究的优点和缺点，据以得出重要的结论，表达自己的见解和观点；既要有综合，也要有评述，既要有事实，也要有观点。分析文献时，对于相关的、类

似的内容，要进行归类总结；对于结论不一致的文献，要进行对比分析，查找不一致的原因，或根据一定的原则做出是非判断。

③ 要在认真阅读文献原文的基础上进行准确引用，所引用的内容应忠实于原文，准确把握文献的内容，准确理解作者的观点，不能断章取义，以讹传讹。参考文献应以第一手资料为主，重要论点、论据不能以第二手资料为参考文献。

④ 要运用自己的语言表述作者观点，避免简单地大段抄录文献。

⑤ 要全面引用文献，避免偏重国外文献而有意无意地忽略国内文献。

⑥ 要引用权威文献和最新文献，系统梳理所研究领域理论背景和研究问题的起源、发展和现状，反映所研究领域经典人物的经典著作和研究的新成果、新进展、新动向。参考文献以引用最近 5 年的文献为主。

⑦ 对文献的分析要客观、公正，全面评价研究的优势与不足，避免以偏概全、任意拔高，或故意贬低他人研究以衬托作者研究的价值与创新性。

⑧ 要准确标引所引用的文献，方便读者查阅文献的源头，以便进一步的考证和研究。

⑨ 引用的文献应以公开发表的文献为主，未正式发表的文献一般不能作为参考文献。

12.2 文献综述撰写时存在的常见问题及示例

(1) 缺乏作者自己的观点和分析

综述的目的是在对文献进行综合分析的基础上表达作者自己的观点。在本例中作者对文献进行了列举，但是缺乏自己的观点和对文献的深入分析。

例 国内外多项研究发现，rhBNP 能显著增加肺动脉高压患者体内一氧化氮（NO）和环磷酸鸟苷（cGMP）的水平，而 cGMP 可激活心房利钠肽敏感性钾通道，促进血管舒张，迅速降低肺动脉压力及肺毛细血管阻力[17,18]。rhBNP 还可以用来缓解急性失代偿性心衰患者呼吸困难的症状。

Kate[19]等人报道了 rhBNP 对心衰晚期行心脏移植术的患者术前肺动脉高压控制的疗效观察。结果可以看到，rhBNP 治疗后患者肺动脉高压比治疗前显著改善，肺动脉压值降低接近 20%，心脏指数增加 13%，且所有患者呼吸困难症状得以缓解。

国内外多项临床试验研究[20,21,22]对 rhBNP 和硝酸甘油的疗效进行了对比观察，发现 rhBNP 比硝酸甘油更能降低肺毛细血管楔压，且疗效较硝酸甘油更持久。不良反应中，头痛的发生率比硝酸甘油组少，症状性低血压发生率与硝酸甘油组相似。

一项随机对照试验[23] 比较了 rhBNP、组织前列腺素 E1（PGE1）与安慰剂对二尖瓣置换术后患者肺动脉高压的影响。结果显示，虽然 rhBNP 对肺动脉压力的影响较 PGE1 弱，但 rhBNP 和 PGE1 都有降低肺动脉压力、改善肺动脉高压症状的作用。

（2）**引用的文献过于陈旧**

在一篇综述引用的 37 篇参考文献中近 5 年的文献仅为 7 篇，其中最新的文献为 3 年前的文献。在另一篇综述引用的 32 篇参考文献中没有发现有近 5 年的文献。与之形成对比的是另一篇论文的文献综述引用的 44 篇参考文献中近 5 年的文献为 28 篇，其中论文答辩当年的文献有 5 篇。

（3）**文献综述与研究问题之间不匹配**

一篇论文分为"P13K/Akt 信号通路介导深低温停循环肺部细胞凋亡及乌司他丁后处理对其影响的研究"和"成人法洛四联症一期根治术后院内早期结果"两部分，相应地文献综述也有两篇："细胞死亡在体外循环造成肺损伤的研究进展""PRAM/MostCare 在心血管外科围术期应用的研究进展"。后一篇综述与研究的问题之间缺乏必然的关联。

附　录

附录 A　有关医学学位论文撰写的部分国家标准和文件

表 A-1　有关医学学位论文撰写的部分国家标准和文件

编号/年份	名称
学位〔2020〕19 号	国务院学位委员会、教育部关于进一步严格规范学位与研究生教育质量管理的若干意见
教研〔2020〕9 号	教育部、国家发展改革委、财政部关于加快新时代研究生教育改革发展的意见
CY/T 170—2019	学术出版规范　表格
CY/T 171—2019	学术出版规范　插图
CY/T 173—2019	学术出版规范　关键词编写规则
CY/T 174—2019	学术出版规范　期刊学术不端行为界定
国科发监〔2019〕323 号	关于印发《科研诚信案件调查处理规则(试行)》的通知
教语信〔2018〕1 号	教育部国家语委关于印发《国家语言文字工作委员会语言文字规范标准管理办法(2018 年修订)》的通知
GB/T 19996—2017	公开版纸质地图质量评定
国务院令第 676 号	实验动物管理条例(2017 修订)
中华人民共和国教育部令第 40 号	高等学校预防与处理学术不端行为办法
CY/T 118—2015	学术出版规范　一般要求
CY/T 119—2015	学术出版规范　科学技术名词
CY/T 121—2015	学术出版规范　注释
CY/T 122—2015	学术出版规范　引文
GB/T 7714—2015	信息与文献　参考文献著录规则
学位〔2014〕5 号	国务院学位委员会教育部关于印发《博士硕士学位论文抽检办法》的通知
学位〔2014〕5 号	博士、硕士学位论文抽检办法
教语信〔2013〕2 号	教育部等十二部门关于贯彻实施《通用规范汉字表》的通知
中华人民共和国教育部令第 34 号	学位论文作假行为处理办法
GB/T 15834—2011	标点符号用法

编号/年份	名称
GB/T 15835—2011	出版物上数字用法
中华人民共和国 主席令(第六十二号)	中华人民共和国著作权法
学位〔2010〕9 号	国务院学位委员会关于在学位授予工作中加强学术道德和学术规范建设的意见
GB/T 7713.3—2009	科技报告编写规则
2020	中华人民共和国专利法
GB/T 8170—2008	数值修约规则与极限数值的表示和判定
科协发组字〔2007〕33 号	中国科协《科技工作者科学道德规范(试行)》
科协发组字〔2017〕41 号	中国科协关于印发《科技工作者道德行为自律规范》的通知
中华人民共和国 主席令(第四号)	中华人民共和国科学技术进步法
GB/T 7713.1—2006	学位论文编写规则
2004	中华人民共和国学位条例
2004	高等学校哲学社会科学研究学术规范(试行)
CY/T 35—2001	科技文献的章节编号方法
GB 3100—93	国际单位制及其应用
GB 3101—93	有关量、单位和符号的一般原则
GB 3102.1—93	空间和时间的量和单位
GB 3102.2—93	周期及其有关现象的量和单位
GB 3102.3—93	力学的量和单位
GB 3102.4—93	热学的量和单位
GB 3102.5—93	电学和磁学的量和单位
GB 3102.6—93	光及有关电磁辐射的量和单位
GB 3102.7—93	声学的量和单位
GB 3102.8—93	物理化学和分子物理学的量和单位
GB 3102.9—93	原子物理学和核物理学的量和单位
GB 3102.10—93	核反应和电离辐射的量和单位
GB 3102.11—93	物理科学和技术中使用的数学符号
GB 3102.12—93	特征数
GB 3102.13—93	固体物理学的量和单位
GB/T 3179—92	科学技术期刊编排格式
GB 7713—87	科学技术报告、学位论文和学术论文的编写格式
GB 6447—86	文摘编写规则

附录 B 北京协和医学院有关学位论文撰写的部分通知和文件

表 B-1 北京协和医学院有关学位论文撰写的部分通知和文件

时间	名称
2019	关于做好 2019 年研究生学位论文相似度检测工作的通知
2019	关于印发《北京协和医学院研究生学位论文抽检评议结果处理办法(试行)》的通知
2018	北京协和医学院研究生培养方案总则(2018)
2015	学位论文提交说明
2015	关于网上提交学位论文的通知
2013	北京协和医学院关于修订博士学位论文"盲评"及同行议规定的通知
2008	北京协和医学院博士、硕士学位论文管理办法和论文格式的通知

附录 C　中华人民共和国学位条例

（1980 年 2 月 12 日第五届全国人民代表大会常务委员会第十三次会议通过，根据 2004 年 8 月 28 日第十届全国人民代表大会常务委员会第十一次会议《关于修改〈中华人民共和国学位条例〉的决定》修正）

第一条　为了促进我国科学专门人才的成长，促进各门学科学术水平的提高和教育、科学事业的发展，以适应社会主义现代化建设的需要，特制定本条例。

第二条　凡是拥护中国共产党的领导、拥护社会主义制度，具有一定学术水平的公民，都可以按照本条例的规定申请相应的学位。

第三条　学位分学士、硕士、博士三级。

第四条　高等学校本科毕业生，成绩优良，达到下述学术水平者，授予学士学位：

（一）较好地掌握本门学科的基础理论、专门知识和基本技能；

（二）具有从事科学研究工作或担负专门技术工作的初步能力。

第五条　高等学校和科学研究机构的研究生，或具有研究生毕业同等学力的人员，通过硕士学位的课程考试和论文答辩，成绩合格，达到下述学术水平者，授予硕士学位：

（一）在本门学科上掌握坚实的基础理论和系统的专门知识；

（二）具有从事科学研究工作或独立担负专门技术工作的能力。

第六条　高等学校和科学研究机构的研究生，或具有研究生毕业同等学力的人员，通过博士学位的课程考试和论文答辩，成绩合格，达到下述学术水平者，授予博士学位：

（一）在本门学科上掌握坚实宽广的基础理论和系统深入的专门知识；

（二）具有独立从事科学研究工作的能力；

（三）在科学或专门技术上做出创造性的成果。

第七条　国务院设立学位委员会，负责领导全国学位授予工作。学位委员会设主任委员一人，副主任委员和委员若干人。主任委员、副主任委员和委员由国务院任免。

第八条　学士学位，由国务院授权的高等学校授予；硕士学位、博士学位，由国务院授权的高等学校和科学研究机构授予。授予学位的高等学校和科学研究机构（以下简称学位授予单位）及其可以授予学位的学科名单，由国务院学位委员会提出，经国务院批准公布。

第九条　学位授予单位，应当设立学位评定委员会，并组织有关学科的学位论文答辩委员会。学位论文答辩委员会必须有外单位的有关专家参加，其组成人员由学位授予单位遴选决定。学位评定委员会组成人员名单由学位授予单位确定，报国务院有关部门和国务院学位委员会备案。

第十条　学位论文答辩委员会负责审查硕士和博士学位论文、组织答辩，就是否授予硕士学位或博士学位作出决议。决议以不记名投票方式，经全体成员三分之二以上通过，报学位评定委员会。学位评定委员会负责审查通过学士学位获得者的名单；负责对学位论文答辩委员会报请授予硕士学位或博士学位的决议，作出是否批准的决定。决定以不记名投票方式，经全体成员过半数通过。决定授予硕士学位或博士学位的名单，报国务院学位委员会备案。

第十一条　学位授予单位，在学位评定委员会作出授予学位的决议后，发给学位获得者相应的学位证书。

第十二条　非学位授予单位应届毕业的研究生，由原单位推荐，可以就近向学位授予单位申请学位。经学位授予单位审查同意，通过论文答辩，达到本条例规定的学术水平者，授予相应的学位。

第十三条　对于在科学或专门技术上有重要的著作、发明、发现或发展者，经有关专家推荐，学位授予单位同意，可以免除考试，直接参加博士学位论文答辩。对于通过论文答辩者，授予博士学位。

第十四条　对于国内外卓越的学者或著名的社会活动家，经学位授予单位提名，国务院学位委员会批准，可以授予名誉博士学位。

第十五条　在我国学习的外国留学生和从事研究工作的外国学者，可以向学位授予单位申请学位。对于具有本条例规定的学术水平者，授予相应的学位。

第十六条　非学位授予单位和学术团体对于授予学位的决议和决定持有不同意见时，可以向学位授予单位或国务院学位委员会提出异议。学位授予单位和国务院学位委员会应当对提出的异议进行研究和处理。

第十七条　学位授予单位对于已经授予的学位，如发现有舞弊作伪等严重违反本条例规定的情况，经学位评定委员会复议，可以撤销。

第十八条　国务院对于已经批准授予学位的单位，在确认其不能保证所授学位的学术水平时，可以停止或撤销其授予学位的资格。

第十九条　本条例的实施办法，由国务院学位委员会制定，报国务院批准。

第二十条　本条例自 1981 年 1 月 1 日起施行。

附录 D　学位论文编写规则

（中华人民共和国国家标准 GB/T 7713.1—2006）

前　言

GB/T 7713 共分 3 部分：

——第 1 部分：学位论文编写规则；

——第 2 部分：学术论文编写规则；

——第 3 部分：科技报告编制规则。

本部分是 GB/T 7713 的第 1 部分，部分代替 GB/T 7713—1987《科学技术报告、学位论文和学术论文的编写格式》。

本部分修改采用 ISO 7144：1986《文献　论文和相关文献的编写》（英文版）。本部分在学位论文组成要素及结构等方面尽可能与国际标准保持一致，以达到资源共享和国际交流的目的。

本部分与 GB/T 7713—1987 相比主要变化如下：

——将原标准中的学位论文部分单独列为一个标准，并将标准名称改为《学位论文编写规则》，修改了相应的英文名称。

——增加了第 2 章"规范性引用文件"。

——在第 3 章中，将原标准中与学位论文编写规则无关的术语和定义去掉，增加了"封面"、"题名页"、"摘要"、"摘要页"、"目次"、"目次页"、"注释"、"文献类型"、"文献载体"等定义。

——将第 3 章"编写要求"改为第 4 章"一般要求"。

——将第 4 章"编写格式"改为第 5 章"组成部分"和第 6 章"编排格式"。

——增加了部分附录。

——按照 GB/T 1.1—2000 对原标准的格式、编排进行了重新调整。

本部分的附录 A 到附录 H 为规范性附录。

本部分由国务院学位委员会办公室提出。

本部分由全国信息与文献标准化技术委员会归口。

本部分主要起草单位：国务院学位委员会办公室，中国科学技术信息研究所。

本部分主要起草人：吴一、刘春燕、沈玉兰、白光武。

本部分为第一次修订。

1 范围

本部分规定了学位论文的撰写格式和要求，以利于学位论文的撰写、收集、存储、加工、检索和利用。

本部分对学位论文的学术规范与质量保证具有一定的参考作用，不同学科的学位论文可参考本部分制定专业的学术规范。

本部分适用于印刷型、缩微型、电子版、网络版等形式的学位论文。同一学位论文的不同载体形式，其内容和格式应完全一致。

2 规范性引用文件

下列文件中的条款通过 GB/T 7713 的本部分的引用而成为本部分的条款。凡是注日期的引用文件，其随后所有的修改单（不包括勘误的内容）或修订版均不适用于本部分，然而，鼓励根据本部分达成协议的各方研究是否可使用这些文件的最新版本。凡是不注日期的引用文件，其最新版本适用于本部分。

GB/T 788—1999　图书杂志开本及其幅面尺寸（neq ISO 6716：1983）

GB/T 2260　中华人民共和国行政区划代码

GB 3100　国际单位制及其应用（GB 3100—1993，eqv ISO 1000：1992）

GB 3101—1993　有关量、单位和符号的一般原则（eqv ISO 31-0：1992）

GB 3102.1　空间和时间的量和单位（GB 3102.1—1993.eqv ISO 31-1：1992）

GB 3102.2　周期及其有关现象的量和单位（GB 3102.2—1993，eqv ISO 31-2：1992）

GB 3102.3　力学的量和单位（GB 3102.3—1993，eqv ISO 31-3：1992）

GB 3102.4　热学的量和单位（GB 3102.4—1993，eqv ISO 31-4：1992）

GB 3102.5　电学和磁学的量和单位（GB 3102.5—1993，eqv ISO 31-5：1992）

GB 3102.6　光及有关电磁辐射的量和单位（GB 3102.6—1993，eqv ISO 31-6：1992）

GB 3102.7　声学的量和单位（GB 3102.7—1993，eqv ISO 31-7：1992）

GB 3102.8　物理化学和分子物理学的量和单位（GB 3102.8—1993，eqv ISO 31-8：1992）

GB 3102.9　原子物理学和核物理学的量和单位（GB 3102.9—1993，

eqv ISO 31-9：1992)

GB 3102.10　核反应和电离辐射的量和单位（GB 3102.10—1993，eqv ISO 31-10：1992)

GB 3102.11　物理科学和技术中使用的数学符号（GB 3102.11—1993，eqv ISO 31-11：1992)

GB 3102.12　特征数（GB 3102.12—1993，eqv ISO 31-12：1992)

GB 3102.13　固体物理学的量和单位（GB 3102.13—1993，eqv ISO 31-13：1992)

GB/T 3469　文献类型与文献载体代码

GB/T 3793　检索期刊文献条目著录规则

GB/T 4880　语种名称代码

GB 6447　文摘编写规则

GB 6864　中华人民共和国学位代码

GB/T 7156—2003　文献保密等级代码与标识

GB/T 7408　数据元和交换格式　信息交换　日期和时间表示法（GB/T 7408—1994，eqv ISO 8601：1988)

GB/T 7714—2005　文后参考文献著录规则（ISO 690：1987，ISO 690-2：1997，NEQ)

GB/T 12450—2001　图书书名页（eqv ISO 1086：1991)

GB/T 13417—1992　科学技术期刊目次表（eqv ISO 18：1981)

GB/T 13745　学科分类与代码

GB/T 11668—1989　图书和其他出版物的书脊规则（neq ISO 6357：1985)

GB/T 15834—1995　标点符号用法

GB/T 15835—1995　出版物上数字用法的规定

GB/T 16159—1996　汉语拼音正词法基本规则

CY/T 35—2001　科技文献的章节编号方法

ISO 15836：2003　信息与文献　都柏林核心元数据元素集

3　术语和定义

下列术语和定义适用于本部分。

3.1　学位论文　thesis；dissertation

作者提交的用于其获得学位的文献。

注1：博士论文表明作者在本门学科上掌握了坚实宽广的基础理论和系统深入的专门知识，在科学和专门技术上做出了创造性的成果，并具有独立从事创新科学研究工作或独立承

担专门技术开发工作的能力。

　　注2：硕士论文表明作者在本门学科上掌握了坚实的基础理论和系统的专业知识，对所研究课题有新的见解，并具有从事科学研究工作或独立承担专门技术工作的能力。

　　注3：学士论文表明作者较好地掌握了本门学科的基础理论、专门知识和基础技能，并具有从事科学研究工作或承担专门技术工作的初步能力。

3.2　封面　cover

　　学位论文的外表面，对论文起装潢和保护作用，并提供相关的信息。

3.3　题名页　title page

　　包含论文全部书目信息，单独成页。

3.4　摘要　abstract

　　论文内容的简要陈述，是一篇具有独立性和完整性的短文，一般以第三人称语气写成，不加评论和补充的解释。

3.5　摘要页　abstract page

　　论文摘要及关键词、分类号等的总和，单独编页。

3.6　目次　table of contents

　　论文各章节的顺序列表，一般都附有相应的起始页码。

3.7　目次页　content page

　　论文中内容标题的集合。包括引言（前言）、章节或大标题的序号和名称、小结（结论或讨论）、参考文献、注释、索引等。

3.8　注释　notes

　　为论文中的字、词或短语做进一步说明的文字。一般分散著录在页下（脚注），或集中著录在文后（尾注），或分散著录在文中。

3.9　文献类型　document type

　　文献的分类。学位论文的代码为"D"。

3.10　文献载体　document carrier

　　记录文字、图像、声音的不同材质。纸质的载体代码为"P"。

4　一般要求

4.1　学位论文的内容应完整、准确。

4.2　学位论文一般应采用国家正式公布实施的简化汉字。学位论文一般以中文或英文为主撰写，特殊情况时，应有详细的中、英文摘要，正题名必须包括中、英文。

4.3　学位论文应采用国家法定的计量单位。

4.4　学位论文中采用的术语、符号、代号在全文中必须统一，并符合规范化的要求。论文中使用专业术语、缩略词应在首次出现时加以注释。外文专业术语、缩略词，应在首次出现的译文后用圆括号注明原词语全称。

4.5 学位论文的插图、照片应完整清晰。

4.6 学位论文应用 A4 标准纸（210 mm×297 mm），必须是打印件、印刷件或复印件。

5　组成部分

5.1　一般要求

学位论文一般包括以下 5 个组成部分：

a）前置部分；

b）主体部分；

c）参考文献；

d）附录；

e）结尾部分。

注：学位论文结构图见附录 A。

5.2　前置部分

5.2.1　封面

学位论文可有封面。

学位论文封面应包括题名页的主要信息，如论文题名、论文作者等。其他信息可由学位授予机构自行规定。

5.2.2　封二（可选）

学位论文可有封二。

包括学位论文使用声明和版权声明及作者和导师签名等，其内容应符合我国著作权相关法律法规的规定。

5.2.3　题名页

学位论文应有题名页。题名页主要内容：

a）中图分类号

采用《中国图书馆分类法》（第 4 版）或《中国图书资料分类法》（第 4 版）标注。

示例：中图分类号 G250.7。

b）学校代码

按照教育部批准的学校代码进行标注。

c）UDC

按《国际十进分类法》（Universal Decimal Classification）进行标注。

注：可登录 www.udcc.org，点击 outline 进行查询。

d）密级

按 GB/T 7156—2003 标注。

e）学位授予单位

指授予学位的机构，机构名称应采用规范全称。

f）题名和副题名

题名以简明的词语恰当、准确地反映论文最重要的特定内容（一般不超过 25 字），应中英文对照。

题名通常由名词性短语构成，应尽量避免使用不常用缩略词、首字母缩写字、字符、代号和公式等。

如题名内容层次很多，难以简化时，可采用题名和副题名相结合的方法，其中副题名起补充、阐明题名的作用。

示例1：斑马鱼和人的造血相关基因以及表观遗传学调控基因——进化、表达谱和功能研究

示例2：阿片镇痛的调控机制研究：Delta 型阿片肽受体转运的调控机理及功能

题名和副题名在整篇学位论文中的不同地方出现时，应保持一致。

g）责任者

责任者包括研究生姓名，指导教师姓名、职称等。

如责任者姓名有必要附注汉语拼音时，遵照 GB/T 16159—1996 著录。

h）申请学位

包括申请的学位类别和级别，学位类别参照《中华人民共和国学位条例暂行实施办法》的规定标注，包括以下门类：哲学、经济学、法学、教育学、文学、历史学、理学、工学、农学、医学、军事学、管理学。学位级别参照《中华人民共和国学位条例暂行实施办法》的规定标注，包括学士、硕士、博士。

i）学科专业

参照国务院学位委员会颁布的《授予博士、硕士学位和培养研究生的学科、专业目录》进行标注。

j）研究方向

指本学科专业范畴下的三级学科。

k）论文提交日期

指论文上交到授予学位机构的日期。

l）培养单位

指培养学位申请人的机构，机构名称应采用规范全称。

5.2.4 英文题名页

英文题名页是题名页的延伸，必要时可单独成页。

5.2.5 勘误页

学位论文如有勘误页，应在题名页后另起页。

在勘误页顶部应放置下列信息：

——题名；

——副题名（如有）；

——作者名。

5.2.6 致谢

放置在摘要页前，对象包括：

——国家科学基金，资助研究工作的奖学金基金，合同单位，资助或支持的企业、组织或个人。

——协助完成研究工作和提供便利条件的组织或个人。

——在研究工作中提出建议和提供帮助的人。

——给予转载和引用权的资料、图片、文献、研究思想和设想的所有者。

——其他应感谢的组织和个人。

5.2.7 摘要页

5.2.7.1 摘要应具有独立性和自含性，即不阅读论文的全文，就能获得必要的信息。摘要的内容应包含与论文等同量的主要信息，供读者确定有无必要阅读全文。也可供二次文献采用。摘要一般应说明研究工作目的、方法、结果和结论等，重点是结果和结论。

5.2.7.2 中文摘要一般字数为 300～600 字，外文摘要实词在 300 个左右，如遇特殊需要字数可以略多。

5.2.7.3 摘要中应尽量避免采用图、表、化学结构式、非公知公用的符号和术语。

5.2.7.4 每篇论文应选取 3～8 个关键词，用显著的字符另起一行，排在摘要的下方。关键词应体现论文特色，具有语义性，在论文中有明确的出处。并应尽量采用《汉语主题词表》或各专业主题词表提供的规范词。

5.2.7.5 为便于国际交流，应标注与中文对应的英文关键词。

5.2.8 序言或前言（如有）

学位论文的序言或前言，一般是作者对本篇论文基本特征的简介，如说明研究工作缘起、背景、主旨、目的、意义、编写体例，以及资助、支持、协作经过等。这些内容也可以在正文引言（绪论）中说明。

5.2.9 目次页

学位论文应有目次页，排在序言和前言之后，另起页。

5.2.10　图和附表清单（如有）

论文中如图表较多，可以分别列出清单置于目次页之后。图的清单应有序号、图题和页码。表的清单应有序号、表题和页码。

5.2.11　符号、标志、缩略词、首字母缩写、计量单位、术语等的注释表（如有）

符号、标志、缩略词、首字母缩写、计量单位、术语等的注释说明，如需汇集，可集中置于图表清单之后。

5.3　主体部分

5.3.1　一般要求

主体部分应从另页右页开始，每一章应另起页。

主体部分一般从引言（绪论）开始，以结论或讨论结束。

引言（绪论）应包括论文的研究目的、流程和方法等。

论文研究领域的历史回顾，文献回溯，理论分析等内容，应独立成章，用足够的文字叙述。

主体部分由于涉及的学科、选题、研究方法、结果表达方式等有很大的差异，不能作统一的规定。但是，必须实事求是、客观真切、准备完备、合乎逻辑、层次分明、简练可读。

5.3.2　图

图包括曲线图、构造图、示意图、框图、流程图、记录图、地图、照片等。

图应具有"自明性"。

图应有编号。图的编号由"图"和从"1"开始的阿拉伯数字组成，图较多时，可分章编号。

图宜有图题，图题即图的名称，置于图的编号之后。图的编号和图题应置于图下方。

照片图要求主题和主要显示部分的轮廓鲜明，便于制版。如用放大缩小的复制品，必须清晰，反差适中。照片上应有表示目的物尺寸的标度。

5.3.3　表

表应具有"自明性"。

表应有编号。表的编号由"表"和从"1"开始的阿拉伯数字组成，表较多时，可分章编号。

表宜有表题，表题即表的名称，置于表的编号之后。表的编号和表题应置于表上方。

表的编排，一般是内容和测试项目由左至右横读，数据依序竖读。

表的编排建议采用国际通行的三线表。

如某个表需要转页接排，在随后的各页上应重复表的编号。编号后跟表题（可省略）和"（续）"，置于表上方。

续表均应重复表头。

5.3.4 公式

论文中的公式应另起，并缩格书写，与周围文字留足够的空间区分开。

如有两个以上的公式，应用从"1"开始的阿拉伯数字进行编号，并将编号置于括号内。公式的编号右端对齐，公式与编号之间可用"…"连接。公式较多时，可分章编号。

示例：

$$w_1 = u_{11} - u_{12}u_{21} \qquad \cdots (5)$$

较长的公式需要转行时，应尽可能在"＝"处回行，或者在"＋"、"－"、"×"、"/"等记号处回行。公式中分数线的横线，其长度应等于或略大于分子和分母中较长的一方。

如正文中书写分数，应尽量将其高度降低为一行。如将分数线书写为"/"，将根号改为为负指数。

示例：

将 $\dfrac{1}{\sqrt{2}}$ 写成 $1/\sqrt{2}$ 或 $2^{-1/2}$。

5.3.5 引文标注

论文中引用的文献的标注方法遵照 GB/T 7714—2005，可采用顺序编码制，也可采用著者-出版年制，但全文必须统一。

示例 1：

德国学者 N. 克罗斯研究了瑞士巴塞尔市附近侏罗山中老第三纪断裂对第三系褶皱的控制[235]；之后，他又描述了西里西亚第 3 条大型的近南北向构造带，并提出地槽是在不均一的块体的基底上发展的思想[236]。

示例 2：引用多篇文献的顺序编码制

莫拉德对稳定区的节理格式的研究[255-256]

示例 3：标注著者姓氏和出版年的著者-出版年制

结构分析的子结构法最早是为解决飞机结构这类大型和复杂结构的有限元分析问题而发展起来的（Przemienicki, 1968），而后，被用于共同作用分析（Haddadin, 1971），并且已经取得快速发展。

示例 4：标注出版年的著者-出版年制

Brodaway 等（1986）报道在人工饲料中添加蛋白酶抑制剂会抑制昆虫的生长和发育。Johnson 等（1993）报道蛋白酶抑制剂基因在烟草中表达，可有效减少昆虫的危害。

5.3.6 注释

当论文中的字、词或短语，需要进一步加以说明，而又没有具体的文献来源时，用注释。注释一般在社会科学中用得较多。

应控制论文中的注释数量，不宜过多。

由于论文篇幅较长，建议采用文中编号加"脚注"的方式。最好不要采用文中编号加"尾注"。

示例1：这是包含公民隐私权的最重要的国际人权法渊源。我国是该宣言的主要起草国之一，也是最早批准该宣言的国家，③当然庄严地承诺了这条规定所包含的义务和责任。

…………

———————
③ 中国为人权委员会的创始国。中国代表张彭春（P. C. Chang）出任第一届人权委员会主席，领导并参加了《世界人权宣言》的起草。

示例2：这包括如下事实："未经本人同意，监听、录制或转播私人性质的谈话或秘密谈话；未经本人同意，拍摄、录制或转播个人在私人场所的形象。"④

…………

———————
④ 根据同条规定，上述行为可被处以1年监禁，并处以30万法郎罚金。

5.3.7 结论

论文的结论是最终的、总体的结论，不是正文中各段的小结的简单重复。结论应包括论文的核心观点，交代研究工作的局限，提出未来工作的意见或建议。结论应该准确、完整、明确、精练。

如果不能导出一定的结论，也可以没有结论而进行必要的讨论。

5.4 参考文献表

参考文献表是文中引用的有具体文字来源的文献集合，其著录项目和著录格式遵照 GB/T 7714—2005 的规定执行。

参考文献表应置于正文后，并另起页。

所有被引用文献均要列入参考文献表中。

正文中未被引用但被阅读或具有补充信息的文献可集中列入附录中，其标题为"书目"。

引文采用著作-出版年制标注时，参考文献表应按著者字顺和出版年排序。

5.5 附录

附录作为主体部分的补充，并不是必需的。

下列内容可以作为附录编于论文后：

——为了整篇论文材料的完整，但编入正文又有损于编排的条理性和逻辑性，这一材料包括比正文更为详尽的信息、研究方法和技术更深入的叙述，对了解正文内容有用的补充信息等。

——由于篇幅过大或取材于复制品而不便于编入正文的材料。

——不便于编入正文的罕见珍贵资料。

——对一般读者并非必要阅读，但对本专业同行有参考价值的资料。

——正文中未被引用但被阅读或具有补充信息的文献。

——某些重要的原始数据、数学推导、结构图、统计表、计算机打印输出件等。

5.6 结尾部分（如有）

5.6.1 分类索引、关键词索引（如有）

可以编排分类索引、关键词索引等。

5.6.2 作者简历

包括教育经历、工作经历、攻读学位期间发表的论文和完成的工作等。

示例：

姓名：程晓丹　性别：女　民族：汉　出生年月：1976-07-23　籍贯：江苏省东台市

1995-09—1999-07　清华大学计算机系学士；

1999-09—2004-06　清华大学攻读博士学位（直博）

获奖情况：

参加项目：

攻读博士学位期间发表的学术论文：

5.6.3 其他

包括学位论文原创性声明等。

5.6.4 学位论文数据集

由反映学位论文主要特征的数据组成，共33项：

A1 关键词＊，**A2** 密级＊，**A3** 中图分类号＊，**A4** UDC，**A5** 论文资助；

B1 学位授予单位名称＊，**B2** 学位授予单位代码＊，**B3** 学位类别＊，**B4** 学位级别＊；

C1 论文题名＊，**C2** 并列题名，**C3** 论文语种＊；

D1 作者姓名＊，**D2** 学号＊；

E1 培养单位名称＊，**E2** 培养单位代码＊，**E3** 培养单位地址，**E4** 邮编；

F1 学科专业＊，**F2** 研究方向＊，**F3** 学制＊，**F4** 学位授予年＊，**F5** 论文提交日期＊；

G1 导师姓名＊，**G2** 职称＊；

H1 评阅人；**H2** 答辩委员会主席＊，**H3** 答辩委员会成员；

I1 电子版论文提交格式，**I2** 电子版论文出版（发布）者，**I3** 电子版论文出版（发布）地，I4　权限声明；

　　J1　论文总页数 ＊。

注：有星号 ＊ 者为必选项，共22项。

6　编排格式

6.1　封面

见附录 C。

6.2　目次页

见附录 F。

6.3　章、节

6.3.1　论文主体部分可根据需要划分为不同数量的章、节，章、节的划分建议参照 CY/T 35—2001。

示例：

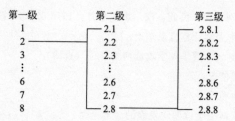

6.3.2　章、节编号全部顶格排，编号与标题之间空 1 个字的间隙。章的标题占 2 行。正文另起行，前空 2 个字起排，回行时顶格排。

6.4　页码

学位论文的页码，正文和后置部分用阿拉伯数字编连续码，前置部分用罗马数字单独编连续码（封面除外）。

6.5　参考文献表

见附录 G。

6.6　附录

附录编号、附录标题各占 1 行，置于附录条文之上居中位置。

每一个附录通常应另起页，如果有多个较短的附录，也可接排。

6.7　版面

论文在打印和印刷时，要求纸张的四周留足的空白边缘，以便于装订、复印和读者批注。每一面的上方（天头）和左侧（订口）应分别留边 25mm 以上间隙，下方（地角）和右侧（切口）应分别留边 20mm 以上间隙。

6.8　书脊

为了便于学位论文的管理，建议参照 GB/T 11668—1989，在学位论文书脊中标注学位论文题名及学位授予单位名称。

示例：

学位论文题名　学位授予单位名称

附 录 A

（规范性附录）

学位论文结构图

前置部分
- 封面（见5.2.1）（见附录C）
- 封二（见5.2.2）（如有）
- 题名页（见5.2.3）
- 英文题名页（见5.2.4）（如有）
- 勘误页（见5.2.5）（如有）
- 致谢（见5.2.6）
- 摘要页（见5.2.7）
- 序言或前言（见5.2.8）（如有）
- 目次页（见5.2.9）
- 插图和附表清单（见5.2.10）（如有）
- 缩写和符号清单（见5.2.11）（如有）
- 术语表（见5.2.11）（如有）

主体部分
- 引言（绪论）（见5.3.1）
- 章、节
- 图（见5.3.2）
- 表（见5.3.3）
- 公式（见5.3.4）
- 引文标注（见5.3.5）
- 注释（见5.3.6）
- 结论（见5.3.7）

参考文献表（见5.4）

附录（见5.5）

结尾部分
- 索引（见5.6.1）（如有）
- 作者简历（见5.6.2）
- 其他（见5.6.3）
- 学位论文数据集（见5.6.4和附录J）
- 封底（如有）

附　录　B

（规范性附录）

学位论文正文编排格式

1 （章的标题）

　　××××××××××××××××××××××××××××××
××××××××××××××××××××××××

1. 1 （节的标题）

　　××××××××××××××××××××××××××××××
××××××××××××××××××××××××

1. 2 （节的标题）

1. 2. 1 　×××××××××××××××××××××××××××
××××××××××××××××××××

1. 2. 2 　×××××××××××××××××××××××××××
××××××××××××××××××××

　　××××××××××××××××××××××××××××××
××××××××××××××××××××××××

　　××××××××××××××××××××××××××××××
××××××××××××××××××××××××

2 （章的标题）

2. 1 （节的标题）

2. 1. 1 　×××××××××××××××××××××××××××
××××××××××××××××××××××

2. 2 （节的标题）

　　××××××××××××××××××××××××××××××
××××××××××××××××××××

　　××××××××××××××××××××××××××××××
××××××××××××××××××××

3 （章的标题）

3. 1 （节的标题）

　　××××××××××××××××××××××××××××××
×××××××××××××××××××

　　　a. ××××××××××××××××××××××××

　　　b. ××××××××××××××××××××××××××××
××××××××××××××××××××

4 （章的标题）

　　××××××××××××××××××××××××××××××
××××××××××××××××××××××××××××××××
×××××××××××××

…………

附录 C（规范性附录）**封面排版示例**（略）

附录 D（规范性附录）**题名页示例**（略）

附录 E（规范性附录）**摘要页示例**（略）

附 录 F

（规范性附录）

目次页示例

附录 G（规范性附录）**参考文献表示例**（略）

附录 H（规范性附录）**学位论文数据集**（略）

参考文献（略）

附录 E　北京协和医学院博士、硕士学位论文规范

（2008）

一、论文封面制作要求

（一）学位论文封面使用研究生院统一下发封面纸。博士为淡黄色，硕士为淡绿色。

（二）论文首页制作要求如下：

1.首页内容：

（1）学校代码（10023）；（2）学号；（3）××学位论文；（4）30 个汉字以内的论文题目；（5）所院（规范正式的）名称；（6）专业；（7）姓名；（8）指导教师；（9）导师小组成员名单；（10）完成日期

注：（涉密论文需注明论文密级和保密年限，参见附件 3：《北京协和医学院涉密论文归档与管理暂行办法》）。

对于同等学力人员，必须在首页左上角注明："同等学力申请硕士（或博士）学位"字样；对于专业学位论文，必须在论文首页"××学位论文"下面注明"专业学位"字样。

2.论文首页请严格按标准样本制作。标准样本的下载地址为：http：//graduate. pumc. edu. cn.

二、论文内容编排要求

（一）论文统一按 word 格式用 A4 纸（页面设置：上 2.5、下 2.5、左 3.0、右 2.8）编排、打印、制作。正文内容（字体：宋体，字号：小四号，字符间距：标准，行距：20 磅）。

（二）论文撰写格式：

1.目录：既是论文的提纲，也是论文组成部分的小标题。

2.中文摘要（关键词）：博士要求在 1000 字左右，硕士要求在 500 字左右。应简要说明本论文的目的、内容、方法、成果和结论。要突出论文的创新之处。语言力求精练、准确。在本页的最下方另起一行，注明本文的关键词（3～5 个）。

3.英文摘要（关键词）：英文摘要上方应有题目，内容与中文摘要相同，要求 3000～4000 字符（博士）或 2000～3000 字符（硕士）。最下方一行为英文关键词（Keywords 3～5 个）。

4.引言（前言）：内容应包括本课题对学术发展、经济建设、社会进步的理论意义和现实意义，国内外相关研究成果述评，本论文所要解决的问题，论文运用的主要理论和方法、基本思路和论文结构等。

5.正文：是学位论文的主体。根据学科专业特点和选题情况，可以有不同的写作方式。但必须言之成理，论据可靠，严格遵循本学科国际通行的学术规范。

6.注释：可采用脚注或尾注的方式，按照本学科国内外通行的范式，逐一注明本文引用或参考、借用的资料数据出处及他人的研究成果和观点，严禁抄袭剽窃。

7.参考文献：（全文参考文献一览，各类参考文献编排格式须符合国家标准 GB 7714—87《文后参考文献著录规则》，参见附件 4《文后参考文献著录格式》）。

8.附录：包括正文内不便列入的公式推导，便于读者加深理解的辅助性数据和图表，论文使用的符号意义，缩略语，程序全文和有关说明，其他对正文的必要补充等。

9.作者的致谢、后记或说明等一律列于论文末尾。

10.学位论文原创性声明和授权使用说明（导师和作者本人均需签名），参见附件 5《独创性及论文版权使用授权书》。

（三）字数要求：

1.临床医学专业硕士学位不少于 1 万字。

2.临床医学专业博士学位不少于 2 万字。

3.医学科学硕士学位不少于 3 万字。

4.医学科学博士学位不少于 5 万字。

三、论文装订要求

学位论文一律在左侧装订。要求装订、剪切整齐，便于使用。论文必须用线装或热胶装订，不能使用钉子装订。

四、学位论文应打印和报送的册数

（一）硕士学位论文应按导师、学术评阅人、答辩委员会成员每人 1 本，研究生院 4 本，所院留存册数，及其他有关人员的要求，确定打印或复印的册数，一般应有 15～20 本。

（二）博士学位论文应按导师、论文评阅人、同行评议人、答辩委员会成员每人 1 本、研究生院 5 本，所院留存册数，及其他有关人员的要求，确定打印或复印的册数，一般应有 20～25 本。

（三）所有获得硕士或博士学位的研究生（含同等学力申请学位），应按学校要求提交与印刷版完全一致的电子文本。电子文本的文件格式为 DOC 或 PDF 文件，完整的电子文本包括封面、版权声明、中英文文摘、目录、正文、参考文献、附录、致谢或后记、学位论文原创性声明和授权使用声明等。

北京协和医学院研究生院

二〇〇八年四月八日

附录 F　北京协和医学院硕士、博士学位论文首页标准样本

学校代码：10023

学　　号：

博 士 学 位 论 文

论文题目

所　　院：

姓　　名：

指导教师：

导师小组：

学科专业：

研究方向：

完成日期：

硕 士 学 位 论 文

论文题目

所　　院：

姓　　名：

指导教师：

导师小组：

学科专业：

研究方向：

完成日期：

硕　士　学　位　论　文
（专业学位）

论文题目

所　　院：

姓　　名：

指导教师：

导师小组：

学科专业：

研究方向：

完成日期：

博　士　学　位　论　文

论文题目

所　　院：

姓　　名：

指导教师：

导师小组：

学科专业：

研究方向：

完成日期：

硕 士 学 位 论 文

论文题目

所　　院：

姓　　名：

指导教师：

导师小组：

学科专业：

研究方向：

完成日期：

学校代码：10023

学　号：

秘　密：　年

硕　士　学　位　论　文

论文题目

所　　院：

姓　　名：

指导教师：

导师小组：

学科专业：

研究方向：

完成日期：

（注：本样本为涉密学位论文首页标准样本）

附录 G 独创性声明和学位论文版权使用授权书

独创性声明

本人声明所呈交的学位论文是本人在导师指导下进行的研究工作及取得的研究成果。论文中除了特别加以标注和致谢的地方外，不包含其他人已经发表或撰写过的研究成果，也不包含为获得其他教育机构的学位或证书而使用过的材料。与我一同工作的同志对本研究所做的任何贡献均已在论文中做了明确的说明并表示谢意。

学位论文作者签名：　　　　　　　　签字日期：　　年　　月　　日

学位论文版权使用授权书

本学位论文作者完全了解 北京协和医学院 有关保存、使用学位论文的管理办法。有权保留并向国家有关部门或机构送交论文的复印件和磁盘，允许论文被查阅和借阅。本人授权 北京协和医学院 可以将学位论文的全部或部分内容编入有关数据库进行检索，可以采用影印、缩印或扫描等复制手段保存、汇编学位论文。

（保密的学位论文在解密后适用本授权书）

学位论文作者签名：　　　　　　　　导师签名：

签字日期：　　年　　月　　日　　签字日期：　　年　　月　　日

学位论文作者毕业后去向：
工作单位：　　　　　　　　　　　电话：
通讯地址：　　　　　　　　　　　邮编：

附录 H 关于做好 2019 年研究生学位论文相似度检测工作的通知

医科研发〔2019〕91 号

关于做好 2019 年研究生学位论文相似度检测工作的通知

各所院：

为加强学术道德和学术规范建设，树立良好学风，培养正直诚信、恪守科学道德、献身国家医学事业的拔尖创新人才，提高研究生学位授予质量，根据国务院学位委员会《关于在学位授予工作中加强学术道德和学术规范建设的意见》（学位〔2010〕9 号）、教育部《学位论文作假行为处理办法》（中华人民共和国教育部令第 34 号）、《高等学校预防与处理学术不端行为办法》（中华人民共和国教育部第 40 号令）等文件要求，院校将使用"中国同方知网 TMLC 论文检测系统"对研究生学位论文进行相似度检测。具体工作安排如下：

一、工作目的

（一）利用技术手段对学位论文进行文本复制比检测，保证论文的学术诚信，推进建立良好学术风气，杜绝抄袭、剽窃等学术不端行为，提高院校学位论文评审鉴定的规范化和科学性。

（二）今年是试运行，暂定以院校建议的 10%（全文去除引用文献复制比）作为标准，其他特殊情况将由各学位分委会集体讨论确定。

（三）院校将根据第一年的试运行情况，在 2020 年统一制定院校检测标准并正式实施。

二、检测对象

（一）所有学位申请人员（含同等学力，下同）的学位论文均需进行相似度检测。

（二）所有学位申请人员均应向学位与学科建设办公室、答辩委员会提交符合要求的《研究生学位论文相似度检测报告》，逾期未参加或未按要求进行相似度检测的研究生学位论文，不得参加正式答辩。涉密论文可申请不进行检测（应提供相关证明）。

（三）学位申请人员提供进行检测的学位论文必须与本人实际论文一致，否则不能参加答辩。

三、院校建议检测标准

（一）全文去除引用文献复制比小于等于 10% 的，方可进入论文答辩程序。

（二）全文去除引用文献复制比大于 10％的，经所院组织专家鉴定，在认为不存在涉嫌学术不端行为的前提下，学位申请人可修改论文后再次提交检测，检测通过者方可进入论文答辩程序；属于学术不端行为的，按院校关于学术不端行为处理规则进行处理。

四、检测方法

（一）各所院向院校图书馆提交学位申请人员的名单。

（二）学位申请人准备好《研究生学位论文》和《研究生学位论文相似度检测导师意见表》（附件）。《研究生学位论文》命名为"学号-姓名-专业名称-所院名称"，文档格式为 Word 格式或 Word 转 PDF 格式；《研究生学位论文相似度检测导师意见表》需导师签字，命名为"学号-姓名-专业名称-所院名称-意见表"，文档格式不限。

（三）院校图书馆工作步骤

1. 自发文起，开始接收《研究生学位论文》和《研究生学位论文相似度检测导师意见表》。接收邮箱：3368485098@qq.com。（请同时抄送教育处 fwjyc2010@163.com）

2. 基于"中国同方知网 TMLC 论文检测系统"，检测研究生学位论文，完成《研究生学位论文相似度检测报告》。

3. 向学位申请人和导师提供《研究生学位论文相似度检测报告》，分别发送到学位申请人和导师电子邮箱。（一般两个工作日内可以收到反馈）

4. 向学位与学科建设办公室、各所院教育处提供《所院研究生学位论文相似度检测工作统计表》。

5. 向学位与学科建设办公室提供《年度全院校研究生学位论文检测总结报告》。

6. 图书馆工作人员删除办公电脑中已完成的研究生学位论文及检测报告，负责并承诺检测过程中学位论文不泄密。

（四）图书馆只负责反馈一次学位论文检测报告，不再保存学位申请人学位论文及检测报告。

五、各所院应针对全体在学研究生进一步加强科学道德与学术诚信教育，杜绝一切学术不端行为的发生，积极营造出风清气正的学术氛围和诚实守信的教育环境。对提交论文弄虚作假者一经发现将严肃处理，情节严重者将取消其学位申请资格。

北京协和医学院

2019 年 3 月 21 日

附录I 北京协和医学院研究生学位论文抽检
评议结果处理办法（试行）

北京协和医学院研究生学位论文抽检评议结果处理办法（试行）

（2019 年 12 月 11 日第 43 次院校长办公会议审议通过）

第一章 总 则

第一条 为提高院校研究生教育质量和学位授予水平，维护院校声誉，加强学位授权点建设，根据《中华人民共和国学位条例》、国务院学位委员会和教育部印发的《博士硕士学位论文抽检办法》、《北京市人民政府教育督导室关于做好硕士学位论文抽检工作的通知》、《中国医学科学院北京协和医学院学术道德与科研诚信管理办法（试行）》，结合院校实际，制定本办法。

第二条 为加强学术道德和学术规范建设，院校全部学位论文（博士、硕士）均进行相似度检测，论文全文去除引用文献复制比小于等于 10％的，方可进入论文答辩程序。

第三条 为保证和提高院校研究生学位论文质量，院校全部研究生学制的博士生（学术型、临床型及同等学力申请博士学位人员）学位论文均实行预答辩、同行专家"双盲"评议，"双盲"评议实行一票否决制，即一名专家有异议，不能进行答辩或按期修改后答辩。

第四条 本办法适用于国务院学位委员会和北京市人民政府教育督导室等组织的研究生学位论文抽检评议出现"存在问题学位论文"评议结果的处理。

第五条 本办法适用于研究生学制的学生出现"存在问题学位论文"评议结果的处理，临床医学八年制的学生出现"存在问题学位论文"评议结果的处理参照本办法执行。

第二章 反馈和处理

第六条 抽检评议结果的反馈。研究生院向相关所院、学位评定分委会、导师，通报研究生学位论文抽检结果。

第七条 全院校发文通报出现"存在问题学位论文"评议结果的论文作者、导师、所属学科、答辩委员会成员名单、专家评议意见和处理结果等。

第八条　对抽检结果为"存在问题学位论文"的处理。

（一）对论文作者的处理

1.如"存在问题学位论文"的抽检专家评议意见同时出现3名或以上专家意见为"不合格"，需报送院校学位评定委员会，重新审议其学位授予问题。

2.如抽检专家评议意见中认定存在学术不端行为者，在通知相关所院和分委会15日后，撤销其学位，且不再受理该生任何形式的学位申请。

3.撤销研究生学位的同时予以公告，并发文通报其所在工作单位。

（二）对导师的处理

1.取消该导师下一年度年终考核评优资格及各级优秀教师、优秀研究生导师的推荐评选资格。

2.从下一年起暂停招生资格2年。

3.对于五年内再次出现"存在问题学位论文"的导师，撤销其导师资格，并不能申报准聘长聘系列教师资格。

4.处理结果报送院校、所院人事管理部门，作为岗位晋职、晋级聘任的重要依据。

（三）对所在所院的处理

1.所院在收到抽检专家评议意见后，根据有关文件、规定作出相应处理、撰写整改报告，提交分委会审议，于20日内以书面形式向研究生院提交处理意见和整改报告。

2.研究生院负责对相关导师、所院负责人进行质量约谈；连续两年出现"存在问题学位论文"的所院，由院校领导进行质量约谈。

3.每被认定一篇"存在问题学位论文"，扣减该所院下一年度相应层次招生计划的10%。

4.出现2次及以上"存在问题学位论文"情况的所院，责令设定两年整改期。在整改期内，取消涉及学科专业负责人下一年度年终考核评优资格及各级优秀教师、优秀研究生导师的推荐评选资格；每年扣减该所院相应层次招生计划的30%；不能提出新增一级学科或二级学科（含自主设置、交叉学科）的申请。整改期满后由院校进行评估，合格后方可确认整改工作结束，经整改仍无法达到要求者，将停止该所院全部招生计划。

第三章 附 则

第九条 本办法作为《北京协和医学院学位授予规定》的补充规定，由研究生院负责解释。

第十条 本办法自 2020 年 1 月 1 日起施行。

院校办公室 2019 年 12 月 12 日印发

参考文献

［1］ 黄悦勤.临床流行病学.第 4 版.［M］.北京：人民卫生出版社，2014.

［2］ 张学军.医学科研论文撰写与发表.第 2 版.［M］.北京：人民卫生出版社，2014.

［3］ 陈新,李竹.生物医学论文写作 20 讲［M］.北京：化学工业出版社，2007.

［4］ 肖东发,李武.学位论文写作与学术规范［M］.北京：北京大学出版社，2009.

［5］ 丁强.科研方法与学术论文写作［M］.昆明：云南科技出版社，2008.

［6］ 中国科学技术大学研究生院.中国科学技术大学研究生学位论文撰写手册［M］.合肥：
中国科学技术大学出版社，2016.

［7］ 李德华.学术规范与科技论文写作［M］.成都：电子科技大学出版社，2010.

［8］ 陈燕,陈冠华.研究生学术论文写作方法与规范［M］.北京：社会科学文献出版
社，2004.

［9］ 崔建军.谈研究生学位论文中的文献综述写作［J］.陕西广播电视大学学报，2007，9
（3）：59-61.

［10］ 王黛,冷希圣.医学论著写作中的常见问题分析［J］.中华医学写作杂志，2005，12
（6）：451-453.

［11］ 刘旺民.浅谈医学文献关键词及其标引［J］.公共卫生与预防医学，2004，15（2）：83.

［12］ 戴付敏,赵慧楠,张希,等.护理硕士论文英文摘要书写现存问题及改进建议［J］.中
华现代护理杂志，2015，21（18）：2209-2211.

［13］ 刘兰珍,李国荣,楮遵华.医学论文撰写的基本格式及常见存在的问题［J］.实用预防
医学，2005，12（6）：1494-1495.

［14］ 黄艳霞.医学论文英文摘要的常见问题评析［J］.应用预防医学，2006，12（5）：
318-320.

［15］ 谭维溢,南登崑.写好医学论文的中英文摘要［J］.中华物理医学与康复杂志，2009，
31（2）：138-140.